実習指導者・教員のための

地域・在宅看護実習指導ガイドブック

一般社団法人全国訪問看護事業協会 監修

尾﨑章子 編集

中央法規

監修のことば

　現在、高齢者だけでなく、精神障がい者や医療的ケア児等さまざまな疾患や障がいをもった人が住み慣れた地域で最期まで生活できるよう、医療・介護・生活支援を地域で一体的に提供する「地域包括ケアシステム」の構築が叫ばれています。医療サービスの提供の場としては、病院のみならず在宅医療が強く推進されるようになり、医療と介護、福祉を結ぶことができる訪問看護に大きな期待が寄せられています。実際、訪問看護ステーション数は、2012（平成24）年に約6,300か所であったものが、今では全国に約15,000か所と、右肩上がりに毎年増加しています。

　このような時代の要請等もあり、看護基礎教育のあり方についてもさまざまに検討され、2020（令和2）年に保健師助産師看護師学校養成所指定規則（以下、指定規則とする）が改正されました。指定規則では、とくに、地域・在宅看護領域における教育の充実化が図られ、それまでの「在宅看護論」は「地域・在宅看護論」と科目名称が変更されるとともに、基礎看護学の次に学ぶものとして位置づけられました。さらに、3年課程では単位数が4単位から6単位に増加しました。これにより、「地域・在宅看護実習」は教育の進度にあわせて二度に分けて行われるなど看護師にとって必須の素養と考えられています。

　一方、訪問看護ステーションが実習施設として重要な受け皿となることは言うまでもなく、私たち訪問看護師は訪問看護に携わる人材の育成だけでなく、看護師全体の育成に重要な責任を担うことができるのです。

　そこで全国訪問看護事業協会では、訪問看護ステーションをはじめとする地域の実習施設と教育機関が、実習の目的を共有してより質の高い「地域・在宅看護実習」を行うために、実習計画や指導、評価方法などの具体的な立て方・進め方、また昨今の学生とのかかわり方などを紹介した本書を監修する機会を頂戴しました。訪問看護ステーション等の実習施設には受け入れる際の手引書として実習指導の具体的方法やポイントがわかり、また、教育機関には実習カリキュラムの組み立て方、よりよい実習企画の立て方・展開法、実習施設との連携のあり方等がわかる一冊として活用いただけます。

　看護学生が実習をとおして地域・在宅看護に興味をもち、さらにこの領域で活躍する看護師を増やしていくためにも、本書が一助となれば幸いです。

　2023年7月

一般社団法人全国訪問看護事業協会

副会長　髙砂裕子

はじめに

　日本は人口減少・多死社会という大きな潮流の序章にいます。今後、高齢者の医療・ケアの需要に対し、サービスの供給が追いつかない状況が続くとされています。そのため、必要なサービスを創出する取り組みを続けるとともに、限りある人材で増大する医療・介護ニーズをいかに支えていくかが重要な課題となっています。

　2020（令和 2）年に公布された保健師助産師看護師学校養成所指定規則の改正では、社会や制度の変化に対応する変更がなされました。「在宅看護論」は対象や療養の場の多様化に対応できるよう、科目名が「地域・在宅看護論」となり、規定順序も基礎看護学の次、つまり、教育の初期段階に位置づけられました。現在の看護実践は「病院で提供される看護」がデファクト・スタンダード（de facto standard：事実上の標準）となっていますが、指定規則の改正によって、カリキュラム上、「地域を基盤とする看護教育」がデジュール・スタンダード（de jure standard：公的機関や標準化団体が、定められた手続きや法制度に則って策定した標準）として明示されたと考えられます。人口減少・多死社会を見据え、地域・在宅看護教育は、より一層重要性を増しているのです。

　本書は、地域・在宅看護に携わる教員、現場の管理者や実習指導者など、地域・在宅看護の教育や実践に携わる方々を対象に、実習の企画、準備、指導体制づくり、実施、評価に至る一連の過程、さらに安全管理について述べたものです。執筆者の豊富な経験をもとに、具体的かつ実践的な内容となっています。

　第 1 章では、地域・在宅看護論をめぐる社会背景、科目変更の趣旨、基礎看護教育で求められる地域看護の実践能力について述べています。

　第 2 章では、教育機関と実習施設が協働して実習指導を円滑かつ効果的に進めるための基盤となる、地域・在宅看護における実習指導の基本的な考え方について説明しています。

　第 3 章では、地域・在宅看護実習の要である訪問看護ステーション実習を中心に、教育機関からみた実習企画の方法について丁寧に説明しています。また章末に、看護計画を立案するタイプの実習要項の例がありますので参考になさってください。

　第 4 章では、訪問看護ステーションの立場から、実習を受け入れる利点とその事前準備、実習の展開、施設内での調整及び教育機関や利用者との調整について解説しています。

　第 5 章では、教育機関における実習要項の作成や実習施設との契約、実習施設における学習環境の整備など、実習運営の実務について、書式を示しながら紹介しています。

　第 6 章では、実習評価とは何か、評価方法や場面、評価における教育機関と実習施設の役割と分担、協働、評価方法について説明しています。

　第 7 章では、学外実習であり、なおかつ利用者の生活の場で展開される地域・在宅看護実習における安全管理について説明しています。

　さらにコラムでは、暮らしや健康を支えるさまざまな地域活動への参加を通して、学生のポテンシャルを高める実習の取り組みを紹介しています。

本書では、初めて実習を受け入れる訪問看護ステーションや実習指導を担当する教員の方も、不安なく実習指導が行えるよう丁寧に解説しています。また、すでに実習指導を行っているベテランの方にとっても、最近の学生の傾向に応じた指導のポイントなど、有用なヒントが見つかると確信しています。ぜひ地域・在宅看護の教育、実践に携わる方々に広く活用していただけたら幸いです。

　臨地実習は知識と技術、態度を統合し、看護実践能力を育むうえで大変重要な教育です。教育機関と実習施設が連携しながら、ともに次世代の看護職を育てていけたらと思っています。1人でも多くの学生に、地域・在宅看護の魅力と可能性を知っていただけたらと思っています。新しいカリキュラムによる教育を受けた学生が、10年後、20年後に地域・在宅でどんな看護を創造しているのだろうかと期待に胸を膨らませています。

2023年7月

尾﨑章子

第3章　教育機関からみた実習の企画・方法

第3章 資　料	「看護計画立案型実習」の実習要項（例）

第4章　訪問看護ステーションにおける実習の運営

第5章　実習の準備と手続き　─教育機関と実習施設、それぞれの取り組み─

第6章　実習の評価

第7章　実習における安全管理

コラム

監修・編集・執筆者一覧

凡　例

本書では、より実りのある地域・在宅看護実習を展開するために必要な視点をまとめました。
全体をとおして読むことで理解を深めることができますが、読者の利便性を考え、目次および本文各節タイトルの横に、想定される主な対象読者をアイコンで示しました。

 実習指導者や管理者など、実習施設のスタッフを主な対象としています

 教育機関、教員を主な対象としています

第1章

地域・在宅看護論

地域・在宅看護論について

 地域・在宅看護をめぐる社会の状況

　人口の急速な少子高齢化や疾病構造の変化は、医療提供システムに大きな変革をもたらしました。医療の目的は、疾病の治癒・完治から生活の質を高める支援に転換し、人々の療養の場も、医療機関だけでなく、自宅や施設などに多様化しています。一方で、たとえ病や障がいがあっても、自己実現したい、住み慣れた環境で最後まで暮らしたいという人々の権利を尊重すべきであるという考えも共有されつつあります。地域包括ケアシステムは、このような人々の価値観や社会のニーズの変化を具現化したものといえます。

　地域包括ケアシステムは、団塊の世代がすべて 75 歳以上となる 2025（令和 7）年に向けて構築が進められてきましたが、現在、ポスト 2025 年の医療・介護提供体制の姿が検討されています[1]。これによれば、2040（令和 22）年頃に高齢人口がピークを迎え、医療・介護の複合的ニーズをもつ高齢者が高止まりする一方で、生産年齢人口が急激に減少していくと予測されています。つまり、高齢者の医療・ケアの需要に対し、サービスの供給が追いつかない状況が続くということになります。このため、必要なサービスを創出する取り組みを続けるとともに、限りある人材で増大する医療・介護ニーズをいかに支えていくかが重要な課題になります。

　人々の生活の多様性・複雑性が増し、対応を迫られる一方で、医師の働き方改革に伴うタスクシフト・タスクシェアが推進されています。地域・在宅看護の現場においても、限りある人材の資質の向上と活用が大きな課題となっています。医師が常駐しない地域・在宅の現場では、特定行為研修修了者をはじめとする専門性の高い訪問看護師が、医療と生活の双方の視点に立脚し、療養者の異常の判断・対応、重症化予防に貢献することが期待されています。と同時に、前述したように、地域という大きな枠組みのなかで療養者のライフ（生命・生活・人生）を捉え、看護を提供することが求められています。

 看護基礎教育に関する行政機関の動向

❶ 厚生労働省

　「在宅看護論」は、1996（平成 8）年の保健師助産師看護師学校養成所指定規則（以下、指定規則）改正時に、精神看護学、老年看護学とともに、新たな科目として加えられました。2008（平成 20）年の改正では統合分野という区分に位置づけられ、単位数も増加しました。

　その後、前述した社会の変化を背景に看護基礎教育の一層の充実に向け、カリキュラム改正

案や教育体制、教育環境について検討が重ねられ、2019（令和元）年に「看護基礎教育検討会報告書」[2] がとりまとめられました。報告書では、社会のニーズに的確に応えられる看護職のコンピテンシーについて、「看護職員の就業場所は医療機関に限らず在宅や施設等へ拡がっており、多様な場において、多職種と連携して適切な保健・医療・福祉を提供することが期待されており、対象の多様性・複雑性に対応した看護を創造する能力が求められている」と述べられています[2]。

　そして、後述するように、この報告書を受け、2020（令和2）年には指定規則の改正が公布され，2022（令和4）年4月から新カリキュラムが適用されることとなりました。

❷ 文部科学省

　文部科学省においても、大学における看護系人材養成の充実に向け、「看護学教育モデル・コア・カリキュラム」[3] が提言されました。加えて、厚生労働省の動向に呼応して、指定規則の改正が適用された場合の課題や対応について検討がなされ、「大学における看護系人材養成の充実に向けた保健師助産師看護師学校養成所指定規則の適用に関する課題と対応策」[4] がとりまとめられました。さらに、「看護学実習ガイドライン」[5] も公表されました。一方、日本看護系大学協議会からは、2018（平成30）年に「看護学士課程におけるコアコンピテンシーと卒業時到達目標」が提案されました[6]。

　大学は大学設置基準[注] において、それぞれの大学が自ら掲げる教育理念・目的に基づき、自主的・自律的にカリキュラムを編成することとされています[7]。これは、大学の教育研究については本来大学の自主性が尊重されるべき事柄であること、また、大学には、社会との対話を通じて、弾力的かつ柔軟にカリキュラムを編成し、それを不断に改善していくことが求められる[7] ことなどによるものです。現在、各大学は3つのポリシー、すなわち、「卒業認定・学位授与の方針（ディプロマ・ポリシー）」「教育課程編成・実施の方針（カリキュラム・ポリシー）」「入学者受入れの方針（アドミッション・ポリシー）」を適切に策定し、これらに沿った大学教育を展開し[8]、すべての大学が自己点検・評価を行い、教育を改善していく[9] こととされています。

　一方で、看護系大学は保健師助産師看護師学校養成所という性格ももっているため、指定規則の適用も受けることになります。したがって、各看護系大学は指定規則もふまえ、看護学教育モデル・コア・カリキュラムを参照しつつ、各大学が定めるポリシーに沿って、その教育上の目的を達成するための独自のカリキュラムを編成しています。

❸ 指定規則の一部改正における「地域・在宅看護論」

　両省の検討会の報告書[2] [4] をふまえ、保健師学校養成所、助産師学校養成所、看護師学校養成所における教育内容の充実を図るため、指定規則が一部改正され、カリキュラム改正が公表されました[10]。これにより、2022年度の入学生から新たなカリキュラムがスタートしました。

注）**大学設置基準**：大学を設置するのに必要な最低の基準を定めた文部科学省の省令

　新カリキュラムでは、従来の「在宅看護論」から「地域・在宅看護論」を学修することになりました。看護の対象は療養者を含めた地域で生活する人々であり、療養の場の拡大とともに看護を提供する場も拡大していることから、「地域・在宅看護論」は対象や療養の場の多様化に対応できるよう「在宅看護論」から名称を変更し、内容の充実を図ることになりました。

　また、科目の名称が改められただけではなく、規定順も変更となりました。従来のカリキュラムでは「在宅看護論」は統合分野に分類され、多くの教育機関では高学年で履修していましたが、今回のカリキュラム改正では基礎看護学の次、つまり教育の初期段階に位置づけられました。さらに、3 年課程では単位数も 4 単位から 6 単位に増加しました。

 ## Ⅱ　地域・在宅看護論のねらいと位置づけ

　ここまで説明してきたように、今回の指定規則の改正では、科目名と規定順が変更となりました。これらの変更は何を意味しているのでしょうか。

 ### 1　科目名変更のねらい

　人は地域に生まれ、育ち、学び、働き、老いていきます。疾病や障がいによって医療機関に入院しても、治療という目的を終えたら、再び地域に戻っていきます。在宅で治療を継続しつつ仕事を続けたり、保育園や学校に通う人もいます。人々の生活の基盤は地域であり、治療の必要性に応じて入院する、いわゆる「ときどき入院、ほぼ在宅」という考えです。

　看護師の就業の場も医療機関だけでなく、訪問看護ステーションをはじめ、高齢者介護施設や地域包括支援センター、デイサービス事業所など地域に拡がっています。医療機関で働く看護師も、退院後も治療の継続が必要な療養者が、地域においてどのような生活を送るのかを念頭において施設内での看護を提供することや、療養の場の円滑な移行だけでなく地域において自立した生活を営むことを目的に支援することが当然となりました。地域包括ケアの時代の看護には、地域の多様な場で生活・療養する人々を対象として、必要な治療やケアが地域のなかで継続して行われ、いのちと暮らしの連続性が保たれ、地域でその人らしく生活できるよう支援することが求められています。

　そのため、看護基礎教育も、病院中心の学習から、人々が地域で生活・療養することを看護の基盤に据えた学習にシフトする必要性が生じました。人々が地域で自分らしく生活していくために、地域包括ケアシステムのなかで、看護がいのち（医療）と暮らし（生活）を支える役割を担うことを重視した学習です。「地域・在宅看護論」はこの流れに沿って位置づけられた科目です。看護基礎教育において卒業時に修得しておくべき内容として、対象を患者ではな

く、「地域で生活する人」として捉え、「人々の生活や療養の基盤である地域」を視野に入れて支援する基礎的能力を身につけることが不可欠となったのです。つまり、病院も含め、どこで働いていてもそのような能力が必須になりました。

2 規定順変更のねらい

　これまでの指定規則は、専門分野Ⅰ、専門分野Ⅱ、統合分野の順に履修する（学習を進めていく）流れでしたが、今回の改正でこれらは、専門分野に統合されました。これは教育の実態にあわせ双方向に行き来しながら学習するといった、各教育機関におけるカリキュラム作成と運用の弾力性を勘案したものと考えられます。

　前述しましたが、「地域・在宅看護論」が看護教育の初期段階に位置づけられたということは何を意味するのでしょうか。地域包括ケアシステムにおける退院支援（在宅移行支援）を例に考えてみましょう。

　疾病や障がいをもちながら地域で暮らす人の退院支援を行うには、その人がこれまでどのような生活を送っていたのかを知る必要があります。健康なとき（入院前）にはどのような生活を営んでいたのか、どのような構造の家屋や環境に住んでいるのか、これまでの経験や生活史（ライフヒストリー）においてどのような健康観や死生観、介護を含めた家族観を育んできたのか、疾病や障がいによって健康や生活がどのように変化するのか（1日の生活はどのようになるのか）を把握し、多くの課題を抱えながらも希望する生活を共に組み立てていくことが求められます。地域で自立した、言い換えれば、その人らしく（あるいはその人なりに）暮らしを営めることが支援の目標になります。そして、希望した生活を実現するにはどのような支援が必要なのか（そのような支援を使いたいと思っているのかも含めて）、共に考えていきます。

　このためには、看護基礎教育において、まず人々が暮らしている日常を知ることから始め、地域特性や生活文化、慣習について理解を深め、暮らしをとおして健康を捉える視点を養うことが重要と考えます。次に、健康問題や障がいに関する学習を進め、多様な生活の場において、疾病や障がいをもちながら住み慣れた環境で暮らすこととはどのようなことか、そのような人々にどのような支援が望ましいのかについて理解を深めていくといった段階的学習が重要と考えられます。これらをとおして、対象を疾病や障がいからではなく、生活している人として捉えるという看護の基本的姿勢を育むことにつながるのではないでしょうか。

Ⅲ 地域・在宅看護論の学習内容

　「在宅看護論」が「地域・在宅看護論」となり、何を教授すべきか、これまでと何を変える

（追加する、強化する）必要があるのか、カリキュラムをどのように充実させたらよいか、各教育機関で検討がなされたと思います。ここでは、保健師教育課程の多様化が看護師養成教育のあり方に与えた影響と、日本地域看護学会が提案する看護基礎教育に求められる地域看護の実践能力を紹介し、地域で生活・療養することを基盤とした看護教育は、カリキュラム全体で捉えることが重要であると述べたいと思います。

 看護系大学における保健師教育課程の多様化

　看護基礎教育検討会での検討が始まる以前から、日本地域看護学会教育委員会（村嶋幸代委員長（当時））では、保健師教育課程の多様化に伴う、看護基礎教育における地域看護教育の強化の必要性について検討を重ねていました。筆者も一時期、委員として参加していました。この背景には、大学における保健師教育課程の位置づけが変化したことによる看護師養成教育への危惧がありました。それまで看護系大学ではいわゆる保看統合教育が一般的でした。学生は 4 年間の学士課程において、2 つのライセンス、すなわち看護師になるための教育と保健師になるための教育を受けていました。

　しかし、保健師養成数の増加に伴って、実習施設の確保や実習での経験の難しさ、卒業時の到達度の低さが指摘されるようになり、看護系大学における保健師教育課程は、従来どおり学士課程で必修とする、学士課程で選択制として履修する、大学院化する（2 年間）、専攻科で実施する（1 年間）かを、各大学の教育理念・目標等に基づき選択できることになりました。一方で、看護師課程のみを有する大学もみられるようになりました。

　このような保健師教育課程の多様化を背景に、看護師養成教育における地域看護関連科目の単位数（実習も含め）が大幅に減少し、保看統合教育のときと比べて、卒業時点において地域に目を向ける意識や実践力が希薄化するのではないかという懸念が示されたのです。

　日本地域看護学会教育委員会においては、看護基礎教育における地域看護の教育内容と方法の検討が重ねられ、まず、看護基礎教育における地域看護の実践能力（コンピテンシー）を明確化することからスタートしました。この検討の成果は、「看護学基礎教育で修得すべき地域看護の能力と卒業時到達目標、および目標に到達するための教育内容と方法（2020）」[11] としてとりまとめられました。

 **看護基礎教育で修得すべき「地域看護」の実践能力と
それに関連する学習内容**

　「看護学基礎教育で修得すべき地域看護の能力と卒業時到達目標、および目標に到達するための教育内容と方法（2020）」[11] では、6 つのコンピテンシーとそれらに対応した 26 の卒業時到達目標と目標に到達するための教育内容の概要が提案されています（表 1）。これらはあくまでも参照基準であり、教育内容も例示であると述べられています。しかし、地域で生活・

表1 看護学基礎教育で修得すべき地域看護の能力と卒業時到達目標、および目標に到達するための教育内容と方法（2020）

群	看護学基礎教育で修得すべき地域看護の能力	卒業時到達目標	目標に到達するための教育内容の概要
実践する能力根拠に基づき看護を計画する能力	1) 多様な個人と家族の生活を査定（Assessment）する能力	(1) 個人・家族の多様性（文化・慣習・健康観・価値観・生きる力）を理解し、生活している人として捉え説明できる。 (2) 個人の生活を把握し、健康状態との関連を査定（Assessment）できる。 (3) 家族の生活を把握し、家族員の健康状態その関連を査定（Assessment）できる。 (4) 健康課題を表出しない・できない個人とその家族を見出す必要性を説明できる。	・個人・家族の多様性（文化・慣習・健康観・価値観・生きる力）の理解 ・家族をシステムとしてその生活を構造的に捉え、アセスメント ・自分自身の住環境、食生活の変化と健康状態の関係についてセルフアセスメント ・［生活］を定義し、環境の生活への影響を理解 ・看護の対象となる「地域で生活する人々」を理解 ・地域で生活する個人・家族を連続体として捉え、各々が地域社会の構成員であり、人々や環境と多様な相互作用／関係性を持っている人として理解しアセスメント
	2) 生活の場としての地域の特性を査定（Assessment）する能力	(1) 生活の場としての地域（コミュニティ）を理解できる。 (2) 地域の特性を把握し、人々の健康状態との関連を査定（Assessment）できる。	・人々が暮らす地域、生活の場としての地域について生活者の視点からの理解 ・質的・量的データを踏まえて、地域の特性（強み・弱み）をアセスメント ・人々の生活習慣、健康状態と地域特性との関連を査定
特定の健康課題に対する実践能力	3) 健康の保持増進と疾病を予防する能力	(1) 人々の誕生から成長、発達、加齢までの生涯発達の視点を理解し、各発達段階における健康の保持増進、疾病予防のために必要な看護援助を指導のもとに実施できる。 (2) 個人・家族への支援において、集団・地域との関わりを視野に入れた健康の保持増進、疾病予防の能力を高める看護援助方法について説明できる。 (3) 個人・家族が健康課題を解決するために効果的な資源を説明することができる。 (4) 特定の健康課題を解決するために看護援助として必要な支援方法・教育技術について説明できる。 例）健康教育、患者教育、生活の場の活用、グループダイナミクスの活用 (5) 個人特性及び地域特性に対応した健康づくりのための環境整備の必要性について理解できる。	・予防の概念および健康づくり・疾病等の方策 ・各発達段階において生じる（生じやすい）健康上の課題と看護援助 ・個人のセルフケア能力および家族のケア力を高める看護援助 ・自助・互助・共助・公助の理解と看護の役割 ・個人・家族が健康課題を解決するための地域資源 ・特定の健康課題を解決するために必要な支援方法・教育技術 ・個人特性および地域特性に対応した地域づくりのための環境整備

（次頁に続く）

表1　看護学基礎教育で修得すべき地域看護の能力と卒業時到達目標、および目標に到達するための教育内容と方法（2020）（つづき）

群	看護学基礎教育で修得すべき地域看護の能力	卒業時到達目標	目標に到達するための教育内容の概要
多様なケア環境とチーム体制整備に関する実践能力	4）地域ケアシステムの構築・推進と看護機能の充実を図る能力	(1) 個人・家族が地域で生活するために不足するケア資源を把握し、説明できる。 (2) 地域のケアチームの目的と機能およびネットワークの必要性を説明できる。 (3) 個人・グループ・機関と連携して、地域ケアシステムを構築する必要性と方法について理解できる。 (4) 自主グループの育成、地域組織活動の必要性について理解できる。 (5) 地域ケアシステムを継続的に発展させる必要性や方法を理解できる。	・個人・家族の生活に必要とされる地域のケア資源の査定 ・地域での生活を支える自主グループ・地域組織活動の必要性 ・地域での生活を支える地域ケアシステムの構築（ケアチーム・医療機関を含むネットワーク等） ・「個」からみる地域ケアシステムの構築
	5）安全なケア環境の提供及び健康危機管理に関わる能力	(1) 安全なケアをチームの一員として組織的に提供する意義と役割を説明できる。 (2) 生活環境の安全性や方法を理解し、予防可能な危機を回避する必要性や方法を理解できる。 (3) 災害の発生に備え、予測的な視点をもった防災行動を理解し、安全に行動できる支援を指導のもとに実施できる。 (4) 地域で流行する感染症を把握し、予防措置の必要性や方法を説明できる。 (5) リスクマネジメントを含む医療安全の基本的な考え方と看護師の役割について説明できる。	・医療安全の基本的な考え方 ・生活環境の安全性と危機回避の方法 ・予測的な防災行動と安全な行動への支援 ・感染防止対策の実施 ・地域で流行する感染症に対する予防措置
	6）ケアを必要とする個人及びその家族並びにそのための専門職及び多職種連携の能力	(1) ケアを必要とする個人・家族の役割について理解する。 (2) 看護及び多職種の役割を理解し、個人・家族を中心として協働の必要性を説明できる。 (3) 地域や組織におけるケア資源を把握し、専門職連携の方法を説明できる。 (4) 対象となる個人・家族を取り巻く地域の人々とともに健康・生活上の問題を共有し、解決に向けて協働する必要性や方法を理解できる。	・地域で包括的に提供する際の多職種の機能と役割 ・多職種連携と協働 ・個人・家族を中心とした支援での多職種連携の重要性・必要性 ・地域を中心的にケアを提供する際の資源とその活用 ・多職種連携の具体的な方法 ・多様な組織・機関、職種について ・地域で包括的にケアを提供する際の看護過程上の多職種連携の実際

（日本地域看護学会教育委員会：日本地域看護学会の卒業時到達目標と内容・方法. p.10, 日本地域看護学会, 2021. より）

療養することを基盤とした教育内容やカリキュラムを考えるうえで参考になると思いますので、紹介します。なお、ここで紹介する内容は、現・教育委員会委員長の岸恵美子氏の文献を参考にしているので、詳細は原著[12]にあたることをお勧めします。

「看護学基礎教育で修得すべき地域看護の能力と卒業時到達目標、および目標に到達するための教育内容と方法（2020）」[11]において提案された地域看護に関する6つの実践能力は、地域包括ケアシステムに対応していくための必須の能力であり、すべての看護職が身につけるべきものであるとされています。具体的には、①多様な個人と家族の生活を査定（Assessment）する能力、②生活の場としての地域の特性を査定（Assessment）する能力、③健康の保持増進と疾病を予防する能力、④安全なケア環境の提供と健康危機管理にかかわる能力、⑤ケアを必要とする個人および家族と支えるための専門職および多職種連携の能力、⑥地域ケアシステムの構築・推進と看護機能の充実を図る能力、です。

1 多様な個人と家族の生活を査定（Assessment）する能力

個人・家族の多様性（文化・慣習・健康観・生きる力）を理解し、個人の生活と健康状態との関連をアセスメントできること、家族をシステムとしてその生活を構造的に捉えアセスメントできること、各個人が地域社会の構成員であり、地域の人々や環境と多様な相互作用・関係性をもっている人として理解しアセスメントできることなどが述べられています。

ここではまず、「生活」、いわゆる「暮らし」とは何かを理解できることが重要と考えられます。われわれ看護職が「日常生活援助」というときは、通常、清潔ケアにせよ、排泄援助にせよ、病院での入院生活を想定しています。しかし、そのような狭い意味での生活ではなく、人々が地域や社会において生活する（暮らす）とはどのようなことかを理解し、加齢や疾病、障がいが生じたときに地域で暮らしていくには（あるいは療養してくうえで）、健康なときと違ってどのようなことが起こるのか、生きていくための術（仕方や行動）を細やかにイメージできることが求められます。

そして、たとえ疾病や障がいをもっていても、療養者には家庭や社会での役割があり、生活スタイルや人生設計を自身で決定し、自律した生活を送ることができるポテンシャルを秘めた存在であり、地域や在宅という環境が、療養者・家族の望む生活の実現、すなわち生活の質の維持・向上に寄与する条件をもっていることを実感できることが非常に大切だと思います。このような個々の療養者・家族の可能性を知ることで、対象を「患者」ではなく「生活者」として捉え、尊厳を守り、その人らしい生き方を支援する総合的な実践力が看護に求められていることを理解できるのではないでしょうか。

2 生活の場としての地域の特性を査定（Assessment）する能力

人々が暮らす地域、生活の場としての地域（コミュニティ）を生活者の視点から理解すること、地域の特性（強み、弱み）を把握し、人々の健康状態や生活習慣との関連を査定することが述べられています。

生活者の視点から地域をみるとはどのようなことでしょうか。そこでは「人々が生活者とし

て地域でどのような暮らしを送っているのか」「生活の基盤としての地域は人々にとってどのようなものであるのか」についての深い理解が求められます。地域包括ケアシステムは、英語でcommunity-based integrated care systemといいますが[13]、community-basedは「コミュニティをベース（基盤）にした」「コミュニティで展開される」という意味です。ここでのコミュニティは、地理的な地域だけではなく、共通の価値や規範、連帯をもった人々の集団も意味します。地域・在宅看護における「地域（コミュニティ）」は、「地域（コミュニティ）そのものを看護の対象」とするよりも、「生活の基盤としての地域（コミュニティ）」「個人との間で相互作用する環境としての地域（コミュニティ）」「資源としての地域（コミュニティ）」であるように思います。

　地域で暮らす個人の視点からみる「地域」は、普段買い物に行くスーパーマーケットやサービスを利用する施設、保育園や学校といった日常の活動や交流の範囲が想定されます。スーパーマーケットに行くと、一人暮らしらしき高齢者が惣菜を購入している姿を見ることがあると思います。スーパーマーケットでも一人暮らし世帯の増加に伴って、小さいサイズのいろいろな種類の惣菜を販売しています。高齢者が多く利用するスーパーマーケットでは、エスカレーターの速度もゆっくりであったりします。

　また、地方では、商店街がシャッター街となる地域が増えています。融通の利いた馴染みの商店が閉店し、商店街にあったクリニックも遠方に移動してしまい、人の往来も減少し、コミュニティとしての交流が失われつつあります。足が弱ってきた一人暮らしの高齢者は、買い物やゴミ出し、通院が困難になるといった影響を受けています。これらの課題に対し、地域コミュニティや自治体がどのようなサポートや取り組みをしているかを知るだけではなく、それぞれの地域の実情にあった工夫を、学生自ら発想するといった創造性を培う学習が重要でしょう。

　そして、地域の地理的特性は人々の健康観や死生観にも影響を与えます。離島が多いわが国では、島内に医療機関がなく（無医地区）、医師が船で週に数回、巡回診療を行う島があります。島民は生まれ育った島で最後まで過ごしたいと願いながら、本土（本島）の医療機関や施設で療養するために、家族に今生の別れを告げて島を去ります。また、このような島では、看護師がまさにコミュニティ・ナースとして、ICT（information and communication technology）を活用して本土（本島）にいる医師と連携し、乳幼児から高齢者を対象に健康増進、疾病予防から緊急時の対応まで、全島民の健康を守る役割を担っています。

　「地域」とひと口に言っても、さまざまな地域があります。医療資源だけでなく、自然環境や歴史、文化、交通機関の整備状況も異なります。地域包括ケアシステムでは、看護師の役割も地域によって異なります。地域特性を踏まえ、そこで暮らす人々の尊厳を守り、その人が望む環境で暮らし続けられるために、看護師にどのような役割や能力が求められるのかを考える学習が必要でしょう。

❸ 健康の保持増進と疾病を予防する能力

　生涯発達の視点を理解し、各発達段階における健康の保持増進、疾病予防のための看護援

助、個人・家族への支援において、集団・地域とのかかわりを視野に入れた健康の保持増進・疾病予防の能力を高める看護援助、個人・家族が健康課題を解決するために効果的な資源について理解することなどが述べられています。

　発達段階や生活スタイルをふまえ、個人における健康を守る行動、集団（学校・職場等）における支援、行政や地域における取り組みを理解すること、また、地域で生活する高齢者に対する健康づくりや介護予防のための行政や地域での取り組みを理解することなどが考えられます。

❹ ケアを必要とする個人および家族と、支えるための専門職および多職種連携の能力

　ケアを必要とする個人・家族を中心とした多職種連携の必要性や専門職連携の方法、対象となる個人・家族を取り巻く地域の人々とともに、健康・生活上の問題について解決に向けて協働する必要性や方法、個人・家族のアドボカシーにおける看護の役割を理解することなどが述べられています。

　加齢や疾病、障がいをもった人々が地域で暮らしていくうえでのニーズは、健康面だけでなく、生活面、経済面、教育（療育、保育）面、環境面など多岐にわたります。多くの職種・機関が地域での生活を支えています。これらが相互に連携・協働して、切れ目のない支援を行うために、医療（いのち）と生活（くらし）の双方にかかわる地域・在宅看護では、ケアチームが円滑に機能するよう調整する役割があることを理解する学習が重要です。

　加えて、地域の住民の理解と協力による「互助」は、暮らしを営むうえで不可欠です。例えば、近隣の人や自治会による独居の認知症高齢者の見守りやゴミ出し、買い物の手伝いなどです。地域包括ケアシステムでは、4つの助（「自助」「互助」「共助」「公助」）が効果的に機能する必要があります。例えば、地域の人々が主催するボランティア活動などに参加することをとおして、専門職として住民とともに一緒に考え、「互助」、すなわちソーシャル・キャピタルを育む姿勢が重要であることや、地域のコミュニティづくりやサポートも看護師の役割であることを学ぶ学習なども考えられます。

❺ 地域ケアシステムの構築・推進と看護機能の充実を図る能力

　ここでは、個人・家族が地域で生活するために必要な社会資源や不足する社会資源を把握できること、ケアチームの目的と機能およびネットワークの必要性、自主グループ育成の必要性、「個」からみた地域での生活を支える地域ケアシステムの構築、さらに継続的に推進・発展させる重要性について述べられています。

　地域包括ケアシステムでは、看護師が個人のニーズを地域の仕組みづくりに反映させ、地域のケアの向上に貢献していくことが求められます。療養者が地域で生活するうえで不足する地域ケア資源を査定し、関係機関や関連職種とのネットワークを活かし、その地域の問題を共有して智恵を出し合い、解決に導くといったアプローチです。このようにして地域において新たに生み出されたサービスや社会資源が、目の前の療養者・家族に還元され、さらに療養者・家族からのフィードバックを得て、その地域でのケアの水準がよりよいものになり、他の療養者

にも利用されていくという循環型の仕組みづくりです。

　例えば学生は、療養通所介護や看護小規模多機能型居宅介護といったサービスや、看護師の特定行為研修、ICT を利用した医師の死亡診断等の制度が、なぜ、どのような経緯で生まれたのかその背景を理解することによって、自らが今後、社会資源や社会の仕組みを創造することの可能性を広げることができるでしょう。また、看護師が開催する認知症カフェやがん患者のサロン、暮らしの保健室、多世代食堂など、地域でのさまざまな看護活動の場に身を置き、利用している療養者や家族から生の声を聞くことで、どのようなきっかけでアンメット・ニーズ（unmet needs：まだ満たされていないニーズ）に気づき、看護として何ができるかを考え、どのように解決していった（社会資源を創出したか）のか、看護を創造するプロセスの実際を学ぶことができるでしょう。

❻ 安全なケア環境の提供と健康危機管理にかかわる能力

　生活環境の安全の査定と予防可能な危機を回避すること、災害の発生に備えておくこと、いったん災害や広域感染症が発生した場合に健康被害を最小化する予防措置を講じておくことが述べられています。

　新型コロナウイルス感染症の大流行時には入院医療が逼迫し、自宅療養を余儀なくされる患者が急増して、地域の社会資源としての訪問看護への期待が急速に高まりました。一方で、事業所のスタッフやその家族が感染したり、陽性者となり、活動の閉鎖や休止、縮小に陥ったところもありました。このような状況下で、療養支援が必要な訪問看護の利用者にケアを中断することなく、いかに継続的に提供するかが大きな課題となりました。

　各事業所は、自然災害など非常事態に遭遇した場合においても，事業（訪問看護事業など）が継続できるよう、平時から初期対応、復旧対応までの活動や手順を記載した計画、すなわち事業継続計画（Business Continuity Plan：BCP）を定め、定期的な見直し・改善することとなりました。訪問看護分野は中小の事業所が多く、危機に遭遇した際の運営上の脆弱性が指摘されています。地域の複数の事業所で、訪問看護の利用者の状況を共有する仕組みをつくったところもあります。このような、地域において継続的にケアを提供できる仕組みを構築する必要性を学ぶことは重要と考えられます。

③　科目構成

　科目名に「地域」が加わったことで、教育内容の見直しを行った教育機関もあると思いますが、紹介した 6 つのコンピテンシーについては、各看護系大学においてすでに教授されていたものも多いと思います。改正前から、地域完結型医療や地域包括ケアシステム、専門職連携教育（interprofessional education：IPE）・多職種連携（interprofessional work：IPW）等の流れを受け、各大学においても教育内容を随時アップデートしてきたのではないでしょうか。よって、自学が実施している教育が新たな指定規則の要件を満たしていたため、大幅に変更す

る必要がなかった大学もあるでしょう。

　ただし、今回の改正で、病院中心の学習から、人々が地域で生活・療養することを基盤に据えた学習へのシフトを明確に打ち出したことの意義は、非常に大きいと考えます。基礎看護学や成人看護学など各看護専門領域の教員を含め、教育機関全体において「地域を基盤に据えた看護教育」についての合意と新たな取り組みが動き出しつつあると思います。

　看護基礎教育において、地域で生活・療養することを基盤とした教育をどのように行っていくかは、地域・在宅看護に関する特定の科目でのみ対応するのではなく、カリキュラム全体で検討することが重要と思います。つまり、低学年からいろいろな科目で地域・在宅看護の要素を教授し、段階的に積み重ねていく教育が効果的と考えます。このとき、縦割り専門教育にならないよう、各科目の地域・在宅看護の内容を共有・調整して教授することが重要です。

 ## Ⅳ　地域・在宅看護実習の展開

 ## 1　実習時期と実習内容

　前述したように、実習においても、低学年から地域・在宅看護の要素を段階的に積み重ねていく教育が効果的と考えます。専門分野に統合された地域・在宅看護論の実習は、教育の実態にあわせて、低学年と高学年の双方に配置する方法（サンドイッチのイメージ）も考えられます。

❶ 実習時期と実習内容

　病院実習前に行う低学年での実習は、できる限り早い段階で地域での暮らしに触れるアーリー・エクスポージャー（early exposure：早期体験）を目的とした実習が考えられます。例えば、まず実際に地域に出向いて地区（地域）視診を行い、歴史や自然、人口構成、交通や医療、生活インフラなど地域の特徴を理解します。そのうえで、地域のキーパーソンや住民にインタビューを行います。多少不便な地域であっても「子どもを育てたこの土地で、できる限り暮らしつづけたい」「不満がないわけではないが十分である」といった地域への愛着や、「（住み続けたいが）今できることが今後できなくなるかもしれない」という不安を聞き、これらをとおして、生活の基盤としての地域の特性を知る、暮らしの多様性に気づく、生活の場で営まれる健康の維持・改善や自立した暮らしについて考察するといった実習です。さらに、地区の社会福祉協議会を通じて地域のボランティア活動に参加し、住民同士の互助活動の実際や互助を育む組織とその支援について学ぶ実習も考えられるでしょう。

　また、コミュニティ・ナースのような活動に触れ、地域において看護師が活躍している場や

看護が必要とされる場（看護が展開される場）を知る実習などが考えられます。「母性看護学」「小児看護学」のなかに、母子保健の実習を取り入れることも考えられます。

　高学年での実習は、加齢や疾病、障がいをもちながら地域で生活・療養している対象に、どのような看護が求められているかを考える実習に焦点が移行します。訪問看護ステーションや看護小規模多機能型居宅介護事業所での実習がメインになると思われます。一方、病棟実習において退院支援を行う機会があれば、病院で受け持った対象が自宅に帰る際、地域での生活と結びつけた看護実践ができるのではないでしょうか。高学年では、地域・在宅看護の対象の多様性と個別性の理解、生活の場における療養支援とケアチームの形成・連携・協働、療養者・家族が望む生活の実現・生活の質の向上と地域・在宅看護の役割などについて考察する実習が考えられます。

❷ 低学年での実習上の配慮

　低学年、特に1年次の実習は特段の配慮が必要となります。学生のレディネス[注]や学習進度状況に対する協力施設の理解が不可欠です。看護の専門学習の前なので、疾患や障がいに関する知識は当然おさえられていませんし、看護師をはじめ関係職員の動きをみても、例えば電話の場面を見学しても、「職員さんは忙しそうだ」とはわかっても、誰に、何のために、何を話しているのかまでは、理解が及ばないでしょう。そればかりか、専門職としての自覚が十分でないために、意図せず実習生として相応しくない行動をとってしまったり、体調管理が不十分で実習先で気分を崩してしまう可能性もあります。また、交通機関の遅延など想定外の出来事に気が動転して、途方に暮れてしまうことも考えられます。

　一方、施設側も低学年の学生を受け入れた経験はほとんどないと思いますので、社会のニーズの変化に対応した教育のあり方についての理解（なぜ低学年での実習が重要なのか）、実習目標の共有（看護の基本的段階に相当する、いわゆる基礎看護学実習に近い位置づけにあり、高い専門的理解は求めなくてよい）、学生への配慮（専門用語や略語は使わず、わかりやすい説明、緊張や疲労への心配り）、想定されるトラブルと発生時の対応策の検討が、非常に重要となります。低学年の実習で印象に残った場面や出来事が、のちに座学での知識と結びつき、「そういうことだったのか！」と腑に落ちることは十分あり得ます。実習施設には諸々のご負担をおかけすることと思いますが、その時点での学習成果ではなく、長い目で成長を見守ってほしいと思います。

② 実習の場

　今回の指定規則の改正では、地域で暮らす人々の理解とそこで行われる看護の強化、地域に

注）**レディネス**（readiness）：何かを学習するための準備ができた（心身の成長や興味・関心が整っている）状態

おける多様な場での実習や多職種連携に関する実習の促進が示されました[14]。さらに、教育体制・教育環境等が見直され、療養の場の多様化等を勘案した多様な実習施設における学習の推進を図るための一部の要件が緩和されました。

　実習の場もさまざまな場における療養支援や看護の役割、多職種・多機関との連携について学習する機会を設けることが考えられます。訪問看護ステーションに加え、看護小規模多機能型居宅介護事業所、病院での地域連携部門や外来部門、デイサービス事業所、居宅介護支援事業所、サービス付き高齢者向け住宅、グループホーム、地域包括支援センター、地域の社会福祉協議会など幅広い場が考えられます。

　実習スタイルも訪問看護ステーションを通じ、訪問看護師とともにさまざまな利用者の自宅に訪問させていただき、療養者・家族の療養状況や看護師のかかわりを見学する実習（見学中心の実習）、事例を担当させていただき、複数回訪問して看護過程を展開する実習、長期間（4年間）に定期的かつ継続的に高齢者宅を訪問して高齢者の機能低下を予防するアウトリーチ体験型の実習[15]など、効果的な実習スタイルが考案されていくと考えられます。

　看護基礎教育において実習が大変重要であることはいうまでもありません。文部科学省のガイドラインでは、大学における看護系人材の養成については各大学に主たる責務があるとしながらも、実習先と大学が連携しながら、共に学生を育てていく重要な役割があるとしています[5]。現在の学生はポスト2025年、2040年以降の社会を支える世代です。これからは、未来のあるべき姿を描き、そこから逆算して考えるバックキャスト思考が必要とされています。教育機関と実習現場が連携して、学生自身が自分たちが向かう未来像を描き、課題解決できる人材を育てていくことが重要と考えます。

引用文献
1)　厚生労働省 第19回医療介護総合確保推進会議：資料3 ポスト2025年の医療・介護提供体制の姿（案）．令和5年2月16日．https://www.mhlw.go.jp/content/12403550/001059091.pdf（閲覧日2023年7月25日）
2)　厚生労働省：看護基礎教育検討会報告書．令和元年10月15日．https://www.mhlw.go.jp/content/10805000/000557411.pdf（閲覧日2023年7月25日）
3)　文部科学省 大学における看護系人材養成の在り方に関する検討会：看護学教育モデル・コア・カリキュラム～「学士課程においてコアとなる看護実践能力」の修得を目指した学修目標～．平成29年10月．https://www.mext.go.jp/b_menu/shingi/chousa/koutou/078/gaiyou/__icsFiles/afieldfile/2017/10/31/1397885_1.pdf（閲覧日2023年7月25日）
4)　文部科学省 大学における看護系人材養成の在り方に関する検討会：大学における看護系人材養成の充実に向けた保健師助産師看護師学校養成所指定規則の適用に関する課題と対応策．令和元年12月30日．https://www.mext.go.jp/content/20200616-mxt_igaku-000003663_1.pdf（閲覧日2023年7月25日）
5)　文部科学省 大学における看護系人材養成の在り方に関する検討会：大学における看護系人材養成の在り方に関する検討 第二次報告：看護学実習ガイドライン．令和2年（2020年）3月30日．https://www.mext.go.jp/content/20200330-mxt_igaku-000006272_1.pdf（閲覧日2023年7月25日）
6)　日本看護系大学協議会：看護学士課程教育におけるコアコンピテンシーと卒業時到達目標．平成30年6月．https://www.janpu.or.jp/file/corecompetency.pdf（閲覧日2023年7月25日）

7）大学設置基準．昭和 31 年文部省令第 28 号．https://elaws.e-gov.go.jp/document?lawid=331M50000080028 （閲覧日 2023 年 7 月 25 日）

8）文部科学省 中央教育審議会大学分科会大学教育部会：「卒業認定・学位授与の方針」（ディプロマ・ポリシー）、「教育課程編成・実施の方針」（カリキュラム・ポリシー）及び「入学者受入れの方針」（アドミッション・ポリシー）の策定及び運用に関するガイドライン．平成 28 年 3 月 31 日．https://www.mext.go.jp/b_menu/shingi/chukyo/chukyo4/houkoku/__icsFiles/afieldfile/2016/04/01/1369248_01_1.pdf （閲覧日 2023 年 7 月 25 日）

9）学校教育法．昭和 22 年法律第 26 号．https://elaws.e-gov.go.jp/document?lawid=322AC0000000026 （閲覧日 2023 年 7 月 25 日）

10）保健師助産師看護師学校養成所指定規則の一部を改正する省令の公布について（通知）．令和 2 年 10 月 30 日 2 文科高第 666 号／医政発 1030 第 10 号．https://www.mhlw.go.jp/web/t_doc?dataId=00tc5425&dataType=1&pageNo=1 （閲覧日 2023 年 7 月 25 日）

11）日本地域看護学会 教育委員会：日本地域看護学会が提案する地域看護学の卒業時到達目標と内容・方法．2021 年 3 月．http://jachn.umin.jp/pdf/%E6%97%A5%E6%9C%AC%E5%9C%B0%E5%9F%9F%E7%9C%8B%E8%AD%B7%E5%AD%A6%E4%BC%9A%E3%81%8C%E6%8F%90%E6%A1%88%E3%81%99%E3%82%8B%E5%9C%B0%E5%9F%9F%E7%9C%8B%E8%AD%B7%E5%AD%A6%E3%81%AE%E5%8D%92%E6%A5%AD%E6%99%82%E5%88%B0%E9%81%94%E7%9B%AE%E6%A8%99%E3%81%A8%E5%86%85%E5%AE%B9%E3%83%BB%E6%96%B9%E6%B3%95.pdf （閲覧日 2023 年 7 月 25 日）

12）岸恵美子：看護学基礎教育で修得すべき地域看護の能力（コンピテンシー）と卒業時到達目標，および目標に到達するための教育内容と方法（2020）を読み解く．看護展望，46（6）：525-538，2021．

13）高橋紘士編：地域包括ケアシステム．pp.2-11，オーム社，2015．

14）宮﨑美砂子：看護基礎教育におけるこれからの「地域・在宅看護論」と授業づくり．看護展望，46（6）：522-524，2021．

15）大分県立看護科学大学：看護学生による予防的家庭訪問実習を通した地域のまちづくり事業．文部科学省 平成 28 年度 地（知）の拠点整備事業報告書，2017．https://www.oita-nhs.ac.jp/uploaded/attachment/1456.pdf

第2章

実習指導体制

はじめに

　看護学生にとって実習は大事な授業の 1 つです。実践の科学である看護にとって、実践現場での学びがその後の看護職人生に大きく影響を与えるものとなることは、教員も実習指導者も実感するところではないでしょうか。学生時代は、ヘンダーソン（Henderson VA）によると "情緒期" であり[1]、知識も技術も十分ではないけれども、「どうしたらいいんだろう、何とかしてあげたい」など、情緒で療養者と向き合う時期ともいえます。科学的な看護の展開を実践する前に、"看護学生としての思い" がどうしても先に立ってしまう時期ともいえるでしょう。学生のそうした思いを受け止め、大事にしつつ、それをどう科学的な実践に結びつけて理解を促すかが、実習指導者や教員には求められています。

　また、学生にとって情緒に訴える実習だったか―すなわち、強く印象に残った療養者に出会ったり、実習をおもしろいと感じたり、いかに悩んだりしたか―は、卒業後の進路を選択するうえでも重要な基準となっているはずです。

　教員も実習指導者も、学生にとって "記録に追われ、いつも問い詰められ、つらい記憶しかない実習" にならないように配慮することが大切です。地域・在宅看護実習で印象に残る実習が体験でき、地域に目を向けることができる看護職を共に育てたいものです。

I　実習施設と教育機関の役割と連携

　学生にとっての "初めて" とは

　訪問看護ステーションをはじめとする実習施設には、現在訪問している利用者とその家族が暮らす、いわば生（なま）の現場を提供することで、看護学生が地域・在宅看護の実際の姿を体験し、そのうえで適切な看護を考える材料にしてもらうという大きな役割があります。訪問看護師にとっては当たり前の看護提供場面ですが、学生にとっては初めての体験であり、びっくりすることも多いのです。病棟実習が中心の他領域ではあまり経験することがないものでしょう。

　そこで、実習施設や実習指導者、教員としての役割を考える前に、どんなことが学生には初めての経験なのかを、まず考えてみましょう。学生のレディネスを知ることは、受け入れ側にとって最初に求められることです。振り返ってみれば、実習指導者も初めて訪問看護を体験したとき、同じような思いをもったことがあったはずです。それを思い出してみましょう。

❶ 地域・在宅は病室が生活の場である・個別性が高い

　病院の病室は治療の場であり、病院のもつ役割と機能が最大限発揮できるような場になっています。看護学生が基礎看護学実習で初めて行う「環境の整備」の“環境”とは、病室のベッドとその周辺でした。しかし、地域・在宅で出会う利用者の療養の場は、その人自身の生活の場です。当然、その人（対象者）の暮らしや人生がそこには詰まっていますし、こだわりもあるはずです。「患者の環境とはこういうものだ」とすりこまれている学生が、初めて利用者の自宅や居室に一歩足を踏み入れたときに、その環境に“びっくり”してしまうことがあることを、我々は認識する必要があります。ある看護学生は、「ベッドに猫がいた」ことを看護問題としてあげました。

　学生は看護を“一般性と個別性”のような形で学んできたはずです。当然、個別性の高い看護の重要性は認識していても、地域・在宅の個別性の高さは想定外のところもあるでしょう。こんな療養（生活）環境は問題だと、前述した猫がいるベッドのように思ってしまうこともしばしばあります。

　また、病院が“治療の場”であるのに対し、地域・在宅は“生活の場”ですから、必ずしも必要な医療機器があるわけではありません。こうしたことも、時として学生に、「ここで療養は可能なのか？」という思いを抱かせることがあります。

❷ 利用者宅には看護師が１人で訪問し、長時間滞在する

　訪問看護は通常、看護師が１人で利用者宅を訪問します。他領域で行われる病棟実習では、患者はそこにいます。わざわざ出向く必要はありません。しかし、訪問看護ではさまざまな移動手段を使い、時にはそれに潜むリスクにさらされながら、ようやく看護提供の対象者にたどりつくのです。決められた時間に遅れないように訪問し、あらかじめ計画された時間内に必要な看護を提供します。その間、基本的に看護師は１人ですから、質問されたことに答えたり、突発的なことの判断を求められたり、多様な対応を１人で行う場面が印象に残ると思います。学生はそれを見て、すごいなと感心したり、これは大変と感じたりすることでしょう。

　いずれにせよ、看護提供以前に、まず利用者宅にたどりつく必要があります。それは学生にとって初めての体験です。

❸ 対象は生活者である・家族がその場にいることが多い

　訪問看護の場合、対象者の医療の依存度はさまざまで、入院患者のように目に見える形で医療的ケアを必要としている人もいれば、なぜ訪問看護が必要なのか一見わかりにくい人もいます。病院であれば治療優先は当然で、治療のために病院生活にその人をあわせていくことは当たり前のことですが、地域・在宅では“最初に生活（暮らし）ありき”です。必要な医療に暮らしをあわせていくのではなく、医療を暮らしになじませていくことが求められます。実習の順番にもよりますが、すでに急性期病院等で実習を行った学生にとってはびっくりすることといえます。

　また、医療的ケアを必要としていない利用者の訪問では、訪問看護がなぜ入っているのか疑

問に思うこともあるでしょう。後述する実習指導者の役割として、このような学生の疑問への働きかけを考えてみましょう。

　さて、多くの訪問ではその場で利用者の家族と出会うことになります。学生にとって今まで出会ってきた"家族"は、身内だったり友人の家族だったり、親しい間柄の人が多かったのではないでしょうか。日常的に付き合う人たち、ある意味、環境や価値観が似通った人々とのかかわりが中心だったはずです。20 年前後生きてきたなかで何となく培われてきた「家族とはこんなもの」という価値観が、訪問したお宅の状況によっては打ち砕かれることがあります。もちろんその逆もあります。

　家族は助け合うもの、家族はみんなバラバラなもの、介護者は介護に全力を傾けるもの、あるいは介護は大変でいつも介護破綻の危機に瀕しているものなど、それぞれの経験と今までに得た情報によって家族に対する先入観は異なります。初めて地域・在宅の実習に行った学生の感想やカンファレンスのテーマにしたいことで一番多いのは、家族に関する事柄でした。学生はびっくりしているのです。まず、それを理解しましょう。

❹ 教員や仲間がその場にいない

　多くの病棟実習は 5～6 名ほどのグループ単位で行っていると思われます。一人ひとりは別々の患者を受け持っていても、ナースステーションや学生の控室で顔を合わせることができ、ちょっとつらい思いや驚いたこと、感動したことを表出し、共感してもらえる時間が少しはあるはずです。また、現場の実習指導者とは別に教員がついていることが多く、困ったことを教員に相談することも多いと思われます。

　しかし、地域・在宅の実習では、大きな訪問看護ステーションでも一度に引き受ける学生は 3 名程度、小規模な訪問看護ステーションであれば、1 回に 1 名の受け入れということも珍しくありません。学生はたった 1 人でアウェイである訪問看護ステーションに乗り込み、実習指導者をはじめスタッフたちと出会い、時には看護師や利用者・家族に質問されたり訪問先では慣れない正座に苦慮しながら、その間愚痴を言うこともため息をつくことも許されないような状況のなかで実習をこなすのです。このことはかなりの緊張感を強いるはずです。「看護学生だから試練に耐えて当たり前」ではなく、前述した、よい意味で情緒に残る実習にするためのヒントが、ここには隠されていると思われます。

❺ 集中的に看護師の役割や働きを感じる

　さて、前段までは主に学生にとって初めての、ちょっとマイナスな部分を述べました。しかし、当然ですが、学生にとって目からうろこ、こんな看護があったのか、という初めてもあるのです。地域・在宅の実習がおもしろくて、卒業後は訪問看護師になることを決めたという学生もいます。

　訪問看護師が 1 人で訪問し、考えられるケアを一生懸命提供し、利用者・家族に安心を与えている姿は、専門職としての看護師に対する尊敬の念を抱かせますし、その後の連携などの対応は看護師の自律的な動き方と裁量を感じさせてくれます。看護師が雑談と思われるような

話をしながら的確に情報を収集し、ケアを提供する姿に、学生が感動して帰ってくることもしばしばです。高学年での実習であれば、ある程度の看護観が育まれてきていますから、看護師の役割が生活を支える医療職であることを直接感じとることができる訪問看護の現場は、大変魅力的なのです。

　以上、ここまで述べたように、地域・在宅看護の実習は病棟看護の実習とはさまざまな面で「少し違う」こともあるため、実習施設と教育機関は、学生の置かれている状況を理解して、学生にとってよりよい実習になるような体制や指導、連携を行っていきたいものです。

Ⅱ 実習施設と管理者の役割

1 実習の受け入れ―教育の場の提供―

　「指導する看護師がいない」「人数が少ないので実習を受け入れる余裕がない」などの理由で、事業所（管理者）が地域・在宅看護実習の受け入れを断るケースが時々見受けられます。常勤換算2.5人にぎりぎりの訪問看護ステーションなどでは、管理者もスタッフと同程度の訪問件数をこなすことは珍しくなく、学生の指導に時間を割けないということは確かに理解できます。しかしながら、管理者がスタッフ同様に自ら訪問しているからこそ見えること、学生に考えてほしいこともたくさんあるはずです。

　訪問看護の実習といえども、現場にとっては“1件の訪問”であり、直接報酬に結びついていますから、学生にケアをすべて行わせて、実習指導者（スタッフ）は見ているだけ、ということはまずありえないでしょう。同行した学生は訪問現場を「見て」「聞いて」、時に看護師の説明を受け、時に問いかけられたり自ら質問したりしながら、訪問現場で何が起こっているのか、何をしているのかを把握します。しかし、その体験の意味づけは、後述する教員の役割でもあることから、“すべてを現場で教える＝教授する”ということとは異なります。

　看護は実践の科学であり、実践の知が詰まっている現場でなければ、学生にその体験から学ばせることは難しいのです。事業所（管理者）には、どうか、そのために、「場の提供」を行っていただきたいと思います。看護の現場はどのような現場でも“教育の場”です。指導ができないからと躊躇せず、ぜひ取り組んでみませんか。

　また、実習の受け入れは、自事業所の看護の振り返りができるよい機会でもあります。学生が発した無邪気な質問が「私たち、そんな対応しているのかな」「利用者の見方はこれでよかったのかな」など、思わぬ観点から事例の振り返りになることもよくあることではないでしょうか。カンファレンスや事例検討にあまり時間をとることができなかった訪問看護ステー

ションにとっては、学生と行うカンファレンスは事例検討の絶好の機会です。批判的に自事業所の看護を振り返るクリティカルシンキングが、実習生の受け入れをとおしてできることもあります。

② 実習指導者やスタッフとともに、実習の受け入れについてのコンセンサスを図る

　管理者の思いが実習の受け入れに肯定的であったとしても、日々の訪問で忙殺されていたり、指導するなんてとてもできないと躊躇するスタッフがいて、意見が異なる場合もあります。小規模な訪問看護ステーションでは実習指導者が管理者であることも多く、管理者が独断で決めてしまった、大変なのは私たちなのになど、スタッフと思いのすれ違いが起こることもあるでしょう。

　管理者の大事な役割の1つは、事前になぜ実習を受け入れるのか、そのことによって何が大変で何が期待できるのかを、きちんとスタッフに話すことです。実習を受け入れることが普通になっている訪問看護ステーションでも時々この作業をすることは有益といえます。

　また、実習における役割・働きを確認することも重要です。「原則的に実習指導者の訪問のみ同行させる」と決めているわけでなければ、時に学生をスタッフに同行させることもあるでしょう。しかしそのとき、「ただ連れていってくれればいいんだから」ではスタッフの役割があいまいです。「この人の看護ではここを見せてほしい」「○○については事前に伝えておくほうがよいと思う」「気がついたことがあったらその場で伝えてあげて」など、積極的な助言をしましょう。

　チームで共通理解をしていても、個々の看護師により動き方は異なる場合があります。その場合は「あなたの看護を見せてあげること。なぜ自分はこのようにしているのか、あなたの考えの一端を話してあげること」と伝えてください。実習におけるスタッフの役割は、病棟でも在宅でも変わりません。このことが最も重要です。そしてそれは、スタッフのエンパワメントを高める副産物ともなります。

③ 教育機関の担当教員と事前に打ち合わせを行う

　具体的な内容は第5章にゆずり、ここでは体制として整えておくべき事柄を中心に述べていきます。

　大学・看護学校といった教育機関により、また実習年次（低学年なのか高学年なのか）により、"この実習"に求める内容、実習で目指している到達目標は異なります。まず、そのことをしっかりと認識しておく必要があります。そのためにも、管理者であれば、この事前打ち合わせを必ず担当教員、実習指導者とともに行いましょう。実習指導者が専任でいる場合でも、管理者は同席すべきと考えます。実習指導者に丸投げするのではなく、訪問看護ステーション

をあげてこの実習を受け入れていることの表明にもなります。

　年次が異なっていても目標が異なっていても、看護の現場を体験してもらうだけ、という考え方もあるでしょう。確かに、前述した「あなたの看護を見せる。考えの一端を話す」こと自体はあまり変わらないと思います。しかし、例えば高学年での実習であれば「あなたがもし訪問看護師ならどんな看護がこの利用者に必要と考えるか。何を行うか。そしてそれはなぜか」というところまで踏み込む必要があります。個別性の高い看護の提供を、一定の科学的根拠（エビデンス）のもとに展開して具体的なイメージまで求める必要があるからです。しかし、低学年にそこまで求めるのは無理というものです。家という場でも療養ができるのだと気づいただけで終わったとしても、目標は達成されているかもしれません。すなわち、学生の年次によって、学生にかける声かけや学生を視る視点・まなざしは異なってくるはずです。

 4　実習計画を立てる―誰の訪問で何を見せたいか・何を考えてほしいかを検討する―

　実際に、いつ、何年生が、どの程度の期間で実習に来るかが明らかになったら、次に管理者として行うべき役割は、実習計画の立案と利用者への訪問の承諾をとることです。

　訪問看護は概ね曜日と時間によってどの利用者（療養者）へ誰が訪問するかがあらかじめ計画されているので、比較的計画は立てやすいのではないでしょうか。その際、機械的に割り振るのではなく、"この利用者の訪問では何を見せたいか。何を学んでほしいか"を、連れていく看護師の動きを考えながらアサインメント（割り当て）します。前述したように、学生にとって初めてのことだらけの地域・在宅の実習では、管理者や実習指導者が思い描く事柄をすべて学びとってくるのは困難なことも多いのです。したがって、まずは1つのことをあげて、この事例ではここ、というものを管理者や実習指導者は考えることが重要だと思います。例えば以下のような事柄です。

・人工呼吸器装着の利用者に対する看護師の役割
・認知症高齢者のセルフケア支援
・家族介護者の状況と理解　　　　など

　本当にざっくりとしていますし、ほとんどの利用者は多重課題をもっていますから、あれもこれも見てほしい・考えてほしい、さらには訪問看護が行っていることのすべてを見てほしい、となりがちですが、あまり情報量が多いと、その個別性の高さに学生はくらくらしてしまいます。最低でもこれ、というところをおさえておく必要があります。これは後述する実習指導案の検討にも通じるところです。また、訪問するすべてのケースについて詳細な情報を収集させようとするのは無理がありますから、ターゲットを絞って（例えば、看護過程を展開してみるケースなど）、その全体像を把握させることが必要です。

　そして、学生に同行訪問させたい利用者とその家族には承諾をとっておきます。これは第5章で詳しく述べます。

　学生を連れていくスタッフには、「このケースではここを学生に見せてきてね。あなたが何

を考えているか伝えてね」という助言をしておくのがよいでしょう。スタッフの力量も考えると思いますが、キャリアの長い短いを含めてその看護師の看護ですので、看護師を信頼して任せてみてはいかがでしょうか。学生の学びとる力は、時に受け入れ側の想像を超えています。

⑤　学生を受け入れる・受け入れる雰囲気をつくる

　学生にとって最初の関門は、予定どおりに実習施設に時間内に到着するということです。当然、実習に入る前に教員は口を酸っぱくしてそのことを伝えているでしょう。遅刻しないように、学生はかなり緊張して初日に臨むはずです。万が一何かのトラブルで到着が遅れてしまった場合には、それでなくても緊張しているのに、その日は実習にならないくらい落ち込んでしまうかもしれません。

　緊張している学生に対し「待っていたよ」という姿勢を見せることは、まず学生に安心を与えますから、大切なことです。寝坊など自分のせいで初日に遅れたような場合でも、まずはあまり厳しく責めず、振り返りの際に注意するなどでよいのではないでしょうか。

　また、管理者や実習指導者だけがウェルカムな態度をとっても、他のスタッフが関心をもたなかったり、挨拶もしなかったりすると、学生が察知する"職場の雰囲気"としての印象はよくありません。管理者はスタッフに声かけをし、学生の到着と挨拶を笑顔で迎え入れようと促しましょう。

⑥　学生の"困った"を把握し、
可能ななかでの解決を図り学生をケアする

　さて、オリエンテーションが済むと、いよいよ学生は訪問看護師と同行訪問を始めます。

　看護師とともに訪問看護ステーションに帰ってきたときの学生の様子、表情はどうでしょうか？　こわばった顔をしていませんか？　満足感あふれる顔ですか？　ちょっと興奮していますか？　管理者が常日頃スタッフの様子を把握し声をかけているように、学生の様子も把握して声かけをしてあげてください。

　学生の"初めて"がよい意味で印象に残る体験だったのかどうか、様子を見ていればわかることは多いはずです。しかし、訪問した利用者の状況や性格によったり、血圧測定がうまくいかずすごく焦ったなど、起こった事柄によっては、学生は落ち込んだり困ったりして帰ってくるかもしれません。そんなときは何に落ち込み何に困っているのか、そっと聞いてあげてください。そして、「あの利用者さんは初めての人にはそのようなことをよく聞くのよ」「血圧測定を明日の訪問までにもう一度練習しましょう」など、可能ななかで解決できるようなかかわりを心がけていきましょう。

　管理者や実習指導者のなかには、自分も看護学生のときには厳しく指導された、看護学生なら厳しさに耐えるのが当然、という思いを抱いている人もいるかもしれません。「介護保険制

度について覚えてくるのは当たり前」「訪問看護ステーションに関する制度は必ず覚えてきて」と、管理者をはじめ受け入れ側がこのように考えている場合、その内容について学生に問いただすことがよくあります。受け入れ側としては「実習に来るのだからその程度は事前学習ですべてわかっているはず」と考えるでしょう。しかし、学生の実習は何科目にも及んでおり、2週間程度のローテーション実習では科目と科目の間の週末に記録を仕上げる必要があり、座学の復習を促されても十分ではないこともあります。質問してみて答えられなければ、「明日までに、ここのところを調べてきてね」と学生に時間を与えてみましょう。衆目の前で何も答えられなかったという感情だけが残ってしまわないような配慮も必要です。

　管理者や実習指導者の皆さんが看護学生であった頃とは時代が違います。緊張感をもって実習に臨むことは大切ですが、厳しさや極度の緊張のなかでよい学びが得られるとは限らず、学生の気づきや可能性を引き出すことができるようなかかわりによって、生活体験が乏しく、厳しい指導に慣れていない、今の看護学生の学修を支えることができるのではないかと筆者は考えています。管理者も実習指導者も、学生の学修の支援者なのです。

　看護が対象にケアリングを行うように、学生に対する管理者の役割もまたケアの提供ではないでしょうか。言いたいことを我慢するのではなく、言いたいことをどう伝えるか、管理者としての日頃のかかわり・マネジメント[2]がここでも発揮されるはずです。

⑦ 実習指導者・スタッフの学生評価を把握し、必要時には教員と共有する

　訪問に同行させてみると、さまざまな学生の側面に受け入れ側は気づき始めます。実習指導者やスタッフからの報告で多いのは、「挨拶ができなかった」「聞かれても答えなかった（答えられなかった）」「在宅に関心があるように見えない」など、態度面でのマイナス評価と思われます。もちろんその逆もあり、素晴らしい学生だった、ということもあるでしょう。よい評価は「スタッフがこう言って褒めてたよ」など、学生にすぐフィードバックしてあげると、学生のやる気スイッチが入ります。

　マイナス評価の報告のときには、それをどのように学生に伝え教員に伝えるのか、このあたりが難しいところと思われます。しかし、その前に実習指導者やスタッフの評価が客観的なものなのか、どのような現象（何があったか）が実習指導者やスタッフの評価につながっているのかなどを把握する必要があります。前述したようなやや古めの価値観をもっていたり他者に対して厳しい対応をしがちな実習指導者やスタッフであれば、学生に対して厳しい評価になっているかもしれません。いったん管理者の目で捉え、咀嚼して、どうしても必要であれば教員に伝えますが、その前に管理者から学生に話を聞き、そのうえで注意してみてもよいと思います。

⑧　利用者の状況を把握し、利用者に不利益がないように配慮する

　実習は学生にばかり目が向きがちですが、利用者宅への同行訪問を行うため、当然ながら利用者にも影響があります。事前に承諾を得て訪問するため、訪問が拒否されることはないまでも、訪問時の状況によっては「もう学生は連れてこないでほしい」ということにもなりかねません。一方、若い学生が来るのを心待ちにしている利用者もいます。利用者の家にさわやかな風を運んでね、と学生に一声かけておくのもよいかもしれません。

　訪問看護の実習は、前述しましたが、実習といえども 1 件分の報酬が発生している訪問です。同行スタッフが学生の指導にばかりに気をとられ、予定訪問ですべきことができなかったということがないようにしなくてはなりません。しかしながら、それが中心となってしまうと、学生は手も口も出せず見学するだけになってしまいますから、兼ね合いが必要です。バイタルサインは学生にとってもらおう、足浴は一緒に行おうなど、その日の看護実践計画のなかでどこを学生に体験させようか、利用者の状況や性格なども考慮して検討しておくのもよいでしょう。

⑨　教育機関（教員）との連携

　訪問看護の実習の多くは、教員が利用者宅まで付き添うことはなく、訪問看護ステーションに任されています。経験内容も考察できる事柄も、訪問看護ステーションによって、訪問した利用者によって、担当した実習指導者やスタッフによって異なりますから、出会って体験した看護の現象（看護の現場で起こっている事柄）を素材・教材にして、学生は実習で学びとる必要があることを修得していかなければなりません。これを達成していくためには、実習施設（管理者や実習指導者）と教育機関（教員）がよい連携を行うことが求められます。教員が現場の実習指導者に何を求めるのか、どのような助言をしてほしいと考えているのか、事前のすり合わせが必要です。

　前述したように、管理者や実習指導者の多くは、教育者としての教育理論や教育方法を学んでいるものではありません。実際の看護の現場で自分が考える看護（科学的根拠に基づきながらも、"この利用者"にはこうしてみよう、こうかかわろうという看護）を展開している実践者です。実習を受け入れるとなると「自分には教えられない」と躊躇するスタッフが多いのは、自分が教育者となって地域・在宅看護を教えなければならないと思い込んでいることも要因の 1 つと思われます。しかし、教えるのではなく見せること、自分の考えを伝えること、共に学ぼうという姿勢を見せること、学生から学ぶことも多いと認識することが、実習現場での実習指導者・スタッフ―学生間のよい相互作用を生むことにつながります。

　このことを教員も管理者も実習指導者もよく認識して、実習を開始することが重要です。教員はそのことを踏まえつつ、学生の体験を意味づけていく、座学で学んだこと（概念）に近づけていくことが求められるのです。

Ⅲ 実習指導者の役割

 1 学生は訪問看護師ではないので、
多くを求めない・問い詰めない

　長く地域・在宅の現場にいると、そこにおける看護が当たり前の看護となりますから、訪問看護師にとっては、例えば利用者の状態の変化と暮らしの影響や、このままだとどんなことが起こるかを予測すること、利用者や家族が話すことを家族間の関係性のなかで理解するなどはごく普通のことです。しかし、この地域・在宅看護の特徴ともいえる事柄は、学生には初めてのことであり、いわばこの実習で気づき・学ぶ必要がある事柄です。看護師が気づいている事柄を学生にも求めるのは酷というものです。看護師の当たり前は学生の当たり前ではないことをまず理解する必要があります。もちろん優秀な学生は現場で起こっている事柄を、座学で学んだこと、いわば概念に即座に結びつけることができることもありますが、多くの学生は座学で学んだことすら忘れかけて実習に臨んでいるのです。地域・在宅看護の特徴的なことは体験して初めて実感できます。

　訪問看護ステーションに帰ってきた学生に、どんな場面が印象に残ったかを聞いたときに看護師の期待とは異なる答えが返ってきても、まずはそれを受け止めていただきたいと思います。ただ、病態そのものの理解は、他の科目でも学んでいるはずであり、実習に入る前の既習項目でもありますから、それについて質問してくるときは、自分で調べるよう話してよいと思います。看護師が訪問看護の場面で利用者や家族に話したこと、行ったことは、自分はこのように考えたから話したこと、行ったことなのだと学生に話すと、学生は看護師ってなんてすごいんだ、地域・在宅の看護ではこのように考えるのかなど、学びを深めることができます。実習指導者は学生にもスタッフにも声をかけ、看護師の行動の一端を学生が知ることができるよう促してほしいと思います。

　自分で調べればわかること（病態など）をすぐに聞いてくる学生もいると思います。その学生には翌日にでもフォローすると完璧です。「調べてみてどうだった？　あの利用者さんに当てはめればどうなると思う？」と聞いてみてください。

　このように、学生に不十分なことがあっても、聞き方や対応の仕方によって学生のやる気スイッチを off にさせないかかわりはあると思います。間違っても、他のスタッフや関係者の前で、「これはなぜ起こったの？　その根拠は？」などと問い詰めないでほしいと思います。学生にとってアウェイの地でそれが行われると、地域・在宅看護の印象は大変悪いものになってしまいます。学生が自ら、自身の足りないところに気づくのも重要な学習といえます。

ある程度学生の希望をかなえる・配慮する

　規模の大きな訪問看護ステーションで、疾患や発達段階が多様な利用者を抱えているところであれば、ある程度学生の「人工呼吸器をつけている利用者宅に行ってみたい」「認知症の独居利用者の生活を見てみたい」などという希望に応えられるでしょう。事前に希望を聞いておくのもよいと思います。しかし、「どうしてこの利用者に訪問看護が入っているのだろう」と訪問看護の意味を考えさせることも重要で、医療依存度が高く看護師の役割がはっきりと学生にもわかるケースだけが学びになるとは限りません。よって、希望は「ある程度」かなえてあげるのがよいと考えます。

 学生の訪問件数は 1 日 2 件程度にする

　これについては、訪問のスタイル（1 人の看護師と行動を共にするなど）によってなかなか線引きはできないと思います。しかし、訪問看護師と同程度に 1 日 4 件も 5 件も訪問すると、多様な利用者や家族との出会い、その情報量の多さと初めての体験の多さにとても頭が整理できなくなってしまいます。あのような利用者も見せたい、この人も見せたいと欲張らず、学生のキャパシティにあう人数でとどめておくのがよいでしょう。学生にとっては誰が誰だかわからず、前述したように実習指導者の期待どおりの学習効果はみせてくれません。実習指導者はこの点も考慮してアサインメントしましょう。

　また、可能であれば、週に 2 回以上訪問している利用者宅への訪問を計画するのがよいと思います。一度訪問して気づいたことやケア計画を立ててみて再訪問すれば、利用者や家族に尋ねたいことやケアとして実施してみたいこと（実際にはできないとしても）にも考えを発展させることができますし、学生も 2 回目ですから余裕が出てきます。

 学生も共にケアに入れるよう配慮する

　学年により目標が異なることは前述しましたが、すでにケアを提供する実習を経験してきている高学年の実習では、訪問看護師と一緒にケアにも学生は入ることができます。生活の援助の実習は病棟より地域・在宅のほうが現在はできるという意見も一部にあり、地域・在宅で大切にする“生活を整える”視点と実際を学ぶことができます。もちろん、利用者の重症度などが関係するため、この利用者の場合には学生は見学で、ということはあるでしょう。しかし例えば、1 日に 2 件の訪問に同行させ、1 週間で 10 件程度の経験をする場合、ケアに入れない人、バイタルサインの測定を学生には任せられない人が 10 人すべてとは考えにくいと思います。1 人でもよいので、学生が実践的な経験（丁寧な清拭、足浴を一緒に行う、褥瘡の処置の

ときに身体を支えているなどを含む）ができるような利用者も入れてもらいたいと思います。

　バイタルサイン測定でいえば、血圧測定は学生にとってかなりハードルの高い看護技術です。最近の電子血圧計は上腕動脈の血管音の聴取を測定者がしなくても血圧が測定できるため、病棟実習を終えたばかりの学生にアネロイド血圧計で測定させると、聴診器をどう使うのか戸惑っていることが珍しくありません。学生は汗をかきかき利用者の血圧を測定するでしょう。ひと言利用者に、「時間がかかるかもしれないけど許してあげてくださいね」などと声をかけておくのもよいと思います。

　フィジカルアセスメントは訪問看護では大切な技術ですので、胸部や腹部の聴診、触診は看護師が毎回行っていると思います。できれば学生にも聴診をさせてほしいと思います。看護師の把握した状態と同じに聴取できているでしょうか。心雑音が必ず聴取できる人、痰の貯留音がよく聴かれる人などは積極的に学生に聴診させ、呼吸ケアのあとに痰の貯留音が消失しているところまで体験させれば、学生は看護師の技術に敬意を感じることと思います。

　また当然ですが、医療行為をさせることはできませんので、吸引や創傷の処置などは見学となります。黙々と行うのではなく、ちょっと説明を加えながら行ってみてください。

⑤ ただ見せるだけでなく、自分の考えていることを少し添える

　繰り返しになりますが、同行訪問で訪問看護を教え込もうというのではなく、自分のケアのやり方やコミュニケーションの方法、かかわり方を見せるようにしてほしいと思います。黙々と何も言わずにケアをしても、たいていの学生には看護師の考えていることも見てほしいところもあまり伝わらないのが現実です（まれに、見ただけで理解できる学生もいますが）。

　どうか、自分がどうしてこのようにするのか、何を考えているのか、その場では言いにくくても、帰りの車の中、帰所してからのちょっとした時間を使って披露していただきたいと思います。そこから学生は多くのことを学び、時に看護というものに感動を覚えるのです。

⑥ 看護師が気づいたことをタイムリーに伝える・問いかける

　学生が発した言葉に、同行のスタッフ（看護師）が焦ってしまうことが時々あります。学生には悪気がなく、率直にそのとき感じた疑問だったりしますが、看護師にすれば利用者や家族の性格や今までの訪問の経過のなかからデリケートに扱ってきていた事柄だったりすることもあるでしょう。場を共有した看護師は困ったなと思いながら、それを実習指導者に伝え、実習指導者は管理者に伝え、管理者は教員に伝える…。教員が学生にフィードバックする頃には、学生は何のことだっけ？　ということも珍しくないでしょう。

　注意や気づきの促しはタイミングも重要です。ぜひ、そういう場合は、現場で場面を共有した看護師から訪問終了後、すぐに学生に伝えてほしいと思います。場合によってはその場で利

用者や家族に謝罪をする必要があるかもしれません。今日の学生の行動はどのような点が問題だったのか、その背景や看護師の配慮なども一緒に伝えることが重要です。学生に、叱られたと感じただけで不全感をもたせないようなかかわりや説明は、むしろ看護師の細やかな気配りに感動することにつながるかもしれません。最近の学生の傾向でいえば、"注意されないようにする"ことに注力するようなところがありますから、注意されないのがよいわけではなく、そこから何を学ぶかのほうが大事であることも一緒に感じてもらえると、教育効果は高いと思います。

　同様に、この場面で考えてほしいことはできるだけその場ですぐに問いかけることが重要です。

 ## 学生の気づきを促して評価し、学びの言語化を促す

　学生は大人ですから、大人の学習理論でいえば、学習支援者は気づきを促すことで、学生が自ら学びとることを支える役割があります[3]。よく実習の場面では根拠を問う問いかけが行われます。教員や実習指導者は「それはなぜ？　その根拠は？」と、質問するのが得意ですし常套句です。この問いかけ自体はもちろん効果的と思いますし、「根拠を述べることができる＝科学的看護」の一面を表します。しかしある学生は病棟実習のとき、教員に延々と「なぜ？」を繰り返され、自分は何を聞かれているのかわからなくなった、と話したことがありました。教員や実習指導者はなぜ？　を聞くとき、何を聞いているのか、質問の意図と内容が明確に学生に伝わるようにしなければなりません。

　ましてや、地域・在宅の現場は学生にとって初めての現場ですから、なぜ？　その根拠は？
　と質問されても、答えられない場合はきっと多いと思います。ここはやはりヒントや呼び水がほしいところです。「私たちはＡさんの薬のセットは奥様と一緒にやっているの。それはなぜだと思う？」というように。そこで学生が看護師の想定したように答えたり、想定を超えた優れた答えを返した場合は、ぜひ褒めて評価してあげましょう。さらに、そのことが実習記録にどう表現されているかまで確認してみてください。教員には記録でその学生の気づきを伝えなければなりません。学生の言語化の力を向上させるためにもそこまで面倒を見てあげていただきたいと願います。

 ## 可能であれば実習指導案を作成してみる

　授業や実習の指導案を作成したことがある実習指導者は、訪問看護の現場ではまだ少数と思われます。保健師助産師看護師実習指導者講習会などを受講したことがある看護師であればイメージはつくと思いますが、訪問看護の現場からの参加者はあまり多くなく、なかなか人員的にそのような講習会に派遣するのが困難であることが推測できます。

表1 実習指導案

時間帯	学生の学習事項（学ばせたいこと）	実習指導者の配慮等
9:30 〜 10:29	テーマ「高齢者世帯の自立した暮らしを支える看護」を学ぶ ・利用者宅に到着 ・利用者・家族に訪問の挨拶と自己紹介 ▶療養環境を把握し、訪問者としてのマナーに気づく ▶前回訪問時からの暮らしの様子や身体状況の変化を看護師が問いかける ▶看護師が食事摂取や排便について把握しようとしていること（利用者本人の認識も含む）、及びその重要性に気づくことができる ・バイタルサインの測定を促す ▶バイタルサインを正しい手技で測定することができる ・下肢の体操と足浴を一緒に行う ▶暮らしの継続のために何が必要かを考えることができる	・実習指導者は学生に、利用者の状況と配慮すべき点を事前におおまかに説明しておく。移動中の車の中で、暮らしの様子を簡単に説明する ・看護師が把握しようとしていることが伝わるように配慮する。なぜこのことを尋ねているか、学生に説明する ・学生の測定で不安がないよう、利用者の態度に配慮する ・看護師と一緒に学生を体操に参加させる。その際の利用者への配慮を伝える

　指導案というと難しく感じますが、前述したように、「この利用者からは何を学ばせたいか」をはっきりと認識し、実習指導者自身が言語化することは非常に効果的です。効果的な質問などを事前に準備することもできます。1例を表1にあげてみましょう。

⑨ カンファレンスで助言する

　臨地での実習を終えて大事なことは、その体験を振り返り、意味づけることで、地域・在宅看護のエッセンスを学びとることです。そのため、最終カンファレンスは大変重要な意味をもちます。カンファレンスの内容は、それぞれの教育機関によって求めることが異なるでしょう。

　数週間にわたる実習を終え、利用者に数回訪問する経験ができているならば、ケースカンファレンスが適切です。そのケースの在宅療養継続のニーズは何か、疎外因子となる課題は何か、解決はできるのか、解決できないならば何をエンパワメントするのかなど、ディスカッションできることはたくさんあります。

　しかし、1週間程度の実習で、訪問回数も2回程度の場合、圧倒的に看護師のもつ情報量のほうが多いので、ケースカンファレンスでは学生は考えるより教えてもらう、というスタンスになってしまうことが多いと思われます。このような場合は、テーマカンファレンスもよいと思います。何例かの訪問で気になったことは何か、あるいは2名程度の学生の経験のなかでも共通して検討できそうなテーマはないか、学生が提案してきた内容に助言して、ディスカッ

ションができるようなテーマにしていきます。この役割はおおむね教員が担うものとは思いますが、相談されたら実習指導者も助言が必要です。

　どのような形のカンファレンスにせよ、目的や目標はどこにあるのかを学生・実習指導者・教員の 3 者が共通認識していることが重要ですので、今回の実習をとおして何に気づき、何をもっと深めたいのか、学生の思いを探りながら、学生がディスカッションできるようなテーマになるよう助言していきましょう。

　具体的には、例えば次のようなことが想定できます。

> 「2 名の学生がそれぞれ訪問したときの体験で、介護者としての家族の様子がとても異なっていたことがわかりました。A 学生が訪問したケースは介護者である妻がかいがいしくお世話をしていたため、A 学生は老老介護でもこんなにできるんだと感動して帰ってきました。一方、B 学生が訪問したケースでは介護者である夫が、妻に厳しく接し始終小言を言っていて、B 学生の目からは適切な介護とは思えませんでした」

　この場合、状況はそれぞれ異なりますが、介護を担う家族を理解する、というテーマの設定ができます。それぞれのケースについての家族関係を紐解き、どうして B 学生が訪問したケースの夫は厳しいのだろう？　その世代の夫が妻に求めるものは？　夫の気持ちは？　など、その理解を深めていくことができます。家族看護の復習もできます。

　このように、あまり焦点が定まらないままテーマにしようとしてきた学生にも、どのような点を深めれば地域・在宅看護の学びになるのだろうか、病態など既習項目の何をもう少し復習すればよいのだろうか、と助言を与えることによって、カンファレンスで実際に体験したことを意味づけ、学びを深めることができるのです。

　実際のカンファレンスの場では、学生の思いや考えたこと、学んだことを尊重し、否定的なコメントはできるだけ避ける、自分たちはこのように考えているだということを話す、学生に思い違いがあった場合は訂正するなどの基本的スタンスで助言をしていきます。一方的に教えてしまわず、学生の気づきを促すようなかかわりが求められると思います。あくまでも主役は学生であり、学生の学びのためのカンファレンスであるので、実習指導者側がイニシアティブをとりすぎないよう注意しましょう。

　とはいえ、これは実習指導者が何も発言しないということではありません。例えば「このケースで私たちが留意しているのは〇〇、□□のようなこと」など、現場が考えていること、努力していること、悩んでいることなどを率直に伝えることによって、学生は学びを深めるのです。また、地域・在宅看護は個別性が高いので、自分たちが行っていることが唯一の方法ではなく正解はない、ということも付け加え、あなたならどのような看護をしたいかなどを問いかけることで、学生の学びを深めることもできるのです。

Ⅳ 実習施設のスタッフ（看護師）の役割

① 学生を同行訪問に連れていく

　管理者または実習指導者のアサインメントを元に、スタッフ（看護師）は学生を自分の訪問に同行させます。自転車などでそれぞれが訪問宅に向かう場合、事故のないよう十分な配慮が必要です。自動車で連れていくときは、車の中はよいコミュニケーションの場となりますから、緊張をほぐすよう雑談などもしましょう。

　看護師は利用者宅のことを熟知しており、例えば足の悪い妻に玄関まで出迎えてもらうのは控えたいという思いから、「訪問看護師です」と声をかけて家の中に入っていくこともありますが、学生にとっては初めての経験なので「こんなふうに家に入っていくんだ」と理解してしまいます。訪問看護では利用者がホストでわれわれはゲストです。「訪問者としてのマナーは必要だけど、こんな事情だから入っていくんだよ」と話しておくことは大切な配慮です。

　訪問後の車中のコミュニケーションも大事です。その場で言えなかった「なぜ私はあのように言ったのか、なぜあの方法をとったのか」という理由を学生にぜひ話してください。そこで学生は、実際に見た看護を意味づけて理解できるのです。

② 利用者の情報提供を行う

　学生は利用者の情報収集を事あるごとに行いますが、利用者や家族の情報がすべて利用者ファイルにあるとは限りません。看護師の記録は効率性が考慮され、簡略化されていることも多いでしょう。看護師は、記録には残されていない利用者や家族にまつわるたくさんのエピソードをもっていますから、必要と思われる事柄については、事前に学生に伝えておいてよいと思います。

V 教員の役割―学生を守ること・学生がよい実習ができるよう注力すること―

1 オリエンテーションでは必要なことはしっかりと伝える・しかし不安は与えない

　学外実習が初めてではない場合でも、高学年の地域・在宅の実習では利用者へのケアなど学生が直接かかわる場面が多いため、教員も緊張を覚えながら学生を実習に出します。学生の体調は十分だろうか、利用者宅で失敗はしないだろうか、実習指導者やスタッフと関係をつくれるだろうか、などです。教員の不安が大きい分、それはオリエンテーションの際に学生に"これをしてはいけない、これには注意するように"などのネガティブなメッセージとして学生に伝わります。それでなくても、学生にとっては緊張することの多い地域・在宅の実習です。事前の準備をきちんと行うよう促すことは当然のことですが、必要以上の不安を与えないよう気をつけましょう。地域・在宅の看護の世界を楽しんできて、くらい余裕をもって送り出せるとよいですね。

　しかし、基本的な姿勢、すなわち、看護学生は医療人になるのだから信頼を失うような行動は避けること、訪問者としてのマナーは守ること、利用者家族はもちろん、訪問看護ステーションのスタッフともコミュニケーションをとること、などはきちんとおさえておきたいと思います。

2 学生の実習状況を把握し、必要時には環境調整を行う

　教員の役割は何といっても、学生の実習を通じた学習効果が最大になるよう環境調整を行うことです。自身が指導に行けないなかで、学生の学びの進捗状況を把握し、必要なら軌道修正をしたり、訪問看護ステーションの実習指導者や管理者らと話し合い、お互いの理解を深めようとすることが大切です。

　事故や体調不良などではなく、実習指導者や管理者から学生に関する連絡がある場合、多くは学生の実習態度などによることが多いと思います。教員は迷惑をかけたと謝りに行くこともあります。その場合、実習指導者や管理者からどのようなことがあったのか、事実をきちんと教えてもらいましょう。そのうえで学生がそのことをどう捉えているのか、学生の言い分もきちんと聞くことが必要です。内容にもよりますが、教員が学生の代弁者となって、実習指導者や管理者にお詫びだけでなく、学生が何を考えていたのかを伝えることも時には求められるかもしれません。

　いずれにせよ、学生がそのことから自身を振り返り何を学ぶのかという視点は欠かせないも

のであり、そのような指導が必要です。実習先に言われたことだから頭ごなしに学生を叱るというのは、専門職になっていこうとする大人である学生にすべきことではありません。

③ 実習指導者とよくコミュニケーションをとり、任せきりにしない

　教員自らが実習の場面についていくことはできませんから、現場での指導は実習指導者に任せることになります。事前の打ち合わせは十分行っていると思いますが、始まってからでも適宜連絡をとり、学生の状況を把握したり、情報提供をしたりすることもよいと思います。しかし、これはあくまでも学生を中心としていること、学生の学びのためであることを意識しないと、学生が教員と実習指導者が自分の知らないところで自分のことをやりとりしていると感じるのは、あまり気持ちのよいものではないと思います。教員はあくまでも学生側に立ち学生の代弁をし、学生を信頼しているのだというところは、学生に理解してもらう必要があります。

④ 学生の「言いたい！」を聞く

　学生は初めての経験で時に興奮します。「こんな家があった」「こんな人がいた」。感動もがっかりも含め実習現場で言えない分、一歩訪問看護ステーションから外に出たら、話したい、聞いてもらいたいということが山ほどあります。しかし、当然ながら個人情報の保護という倫理的課題がありますから、滅多なところで話をさせるわけにはいきません。これは学校に戻ってから、指導教員に向かって存分に話させることが重要で、このことによって学生の気づきや学びを深めることにつながります。学生が感動した場面は何だろうか、びっくりしたのはどこだろうか、そしてそれはなぜだろうか。学生が十分に話しきり、ひと段落がついたら、そのことを問いかけてみましょう。

　それにより、学生は自身の思い込みだったり、型にはめられた考えだったり、あるいは看護とは何かという本質的なところまでの問いを自分がもったことに気づくのです。「あなたの疑問はあなたの看護に対する考え方と関係があるかな？」など、学生自身の考え方や捉え方、傾向に気づかせること。それによってこの実習で地域・在宅看護を学ぶだけでなく、人が自分らしく暮らすとは、看護とは、私たちの役割とは、と学びを発展させていくことができるのです。

⑤ 学生の体験を意味づけ、「地域・在宅看護とは」の学びにつなげる

　ベナー（Benner P）が「経験を経験知にするのは経験を振り返る（リフレクション）ことによってである」と、ある学会で話していたと聞いたことがあります。経験の量ではなく、た

とえ少なくても経験を振り返りそれをきちんと意味づけたかは、学生時代の実習といえども経験知を蓄積させていく看護職としての重要な一歩です。

　実習で訪問した利用者の看護過程を展開し、看護計画の立案まで行う実習の場合、学生にとって生活モデルで捉える看護計画の立案までこぎつけるのはなかなか難しい場合があります。急性期の病棟実習では看護問題を的確に捉える、すなわち、まずは病態と治療を捉えることから看護計画が始まります。アセスメントもその視点が大部分を占めるでしょう。しかし、地域・在宅の実習では、問題となる点だけを取り上げるのではなく、暮らしの継続のために必要な看護ニーズを把握しなければなりません。問題だけでなくエンパワメントできる点、活動や参加といった ICF（International Classification of Functioning, Disability and Health：国際生活機能分類）の視点も兼ね備えた看護計画が求められます。これらを自分の言葉で表現するのは多くの学生には困難です。しかし、地域・在宅の場面ではこのような点での看護師のかかわり、チームのかかわりに多く出会っているはずです。このことをリマインドさせるのは、現場で対応している看護師にはすでに当たり前のことになっているためなかなか困難で、ちょっと外から客観的にみている教員だからこそできることなのです。

　「看護師さん、このとき何を提案してた？」「看護師さん、身体のことだけ聞いてたの？」などと投げかけると、学生は「そういえば…」と現場での看護師のかかわりを改めて思い出し、「あれにはこのような意味があったんだ…」と気づくのです。

　看護において言語化は非常に重要ですが、今まであまり考えてこなかったことを的確に言語化するのは学生にとってはなかなか大変です。しかし教員の投げかけ・気づきの促しによる意味づけによって、それを可能にします。

6　看護過程の展開に助言する

　これはそれぞれの実習の目標によって、必ずしも求めていない教育機関もあると思います。

　短い実習期間では計画したことを実践し、その評価までを行うのはなかなか困難ですし、そもそも地域・在宅看護における評価の視点でいえば、変化のないことを 1 つの成果とみなすこともできるため、一連の看護過程を展開するのは難しい場合が多いと思います。しかし、情報を集めアセスメントして、看護上の課題あるいはニーズを焦点化すること、具体的な看護のかかわりや家族の役割、チームの役割などについて考えてみることはできます。

　利用者の課題を看護問題として表現する訪問看護ステーションもあるかもしれませんが、生活モデルで捉え、生活の継続と QOL の維持向上を目指す地域・在宅看護では、問題の特定だけでは非常に不十分ですから、看護ニーズや看護課題など、それぞれの表現を工夫していることでしょう。前述したように、急性期の病棟看護を経験してきた学生がこのような考え方にすぐに適応するのは時に困難ですから、教員はその助言に注力することが求められると思います。

　地域・在宅看護は利用者・家族の願いをかなえる看護です。短い実習期間に学生の情報収集

能力だけではなかなか辿り着かないかもしれませんが、介護支援専門員（ケアマネジャー）の居宅介護支援記録や看護記録、看護師からの情報などを集約し、利用者が何を願っているかを明らかにして、それをかなえるためにどのような看護や連携が必要かを学生に考えさせるのは、非常に意義があることと考えます。

 カンファレンス展開に助言する

　教員はカンファレンスのテーマや展開の案を学生とともに作成し、学生の学びが深められるようなカンファレンスになるよう指導します。実習指導者にも助言はもらいますが、これについては教員が中心となって学生と準備するほうがよいと思います。学生の力量なども考慮してテーマを設定し、時間配分など、具体的にどのように話し合いをもっていくか、相談にのります。

　カンファレンスの場が学生にとってつらいものにならないような場をつくるスキルも、教員には求められます。実習指導者と一緒になって教員も自分を注意した、という学生の経験にならないよう配慮しましょう。時には学生をかばい、守ることも大切な役割です。

 実習記録や実習指導者の評価を総合して実習を評価する

　評価はそれぞれの教育機関の方法に準じて行われていることと思います。実習指導者も毎日の日々の記録を確認しコメントをつけますが、あくまで最終的な評価責任者は教員です。受け入れ側から厳しい評価が寄せられた場合、そうしたことに十分考慮しながらも、学生の振り返りや気づきを評価にきちんと反映してあげることは大切だと思います。

引用文献
1) エドワード・J・ハロラン編（小玉香津子訳）：ヴァージニア・ヘンダーソン選集　看護に優れるとは．p.10，医学書院，2007.
2) 中村順子：スタッフを「活かし・育てる」訪問看護管理者の関わり．pp.8-11，日本看護協会出版会，2022.
3) マルカム・ノールズ（堀薫夫，三輪建二監訳）：成人教育の現代的実践　ペダゴジーからアンドラゴジーへ．p.38，鳳書房，2002.

参考文献
・舟島なをみ監：看護学教育における授業展開．医学書院，2013.
・パトリシア・ベナー（井部俊子，井村真澄，上泉和子訳）：ベナー看護論　達人ナースの卓越性とパワー．医学書院，1992.

第3章

教育機関からみた
実習の企画・方法

教育機関からみた地域・在宅看護実習の企画の考え方

 看護基礎教育課程における実習の位置づけ

　地域・在宅看護実習が看護基礎教育課程においてどのような位置づけにあるのか、考慮したうえで実習を企画することは大切なことです。教育課程を考える際の基本原則として、図1に示すように、国レベルでは、指定規則（看護基礎教育課程全般に適用されるもの）やモデル・コア・カリキュラム（大学の教育課程に適用されるもの）があります。指定規則は、看護師という資格を満たすためにどのような科目設定をする必要があるのか、モデル・コア・カリキュラムは、看護学という学位を授与するためにどのような内容を教授するのか、最低限の必要要件（ミニマム・リクワメント）を示したものです。このミニマム・リクワメントに加えて、各教育機関では教育機関の理念、特徴などをふまえたディプロマ・ポリシー（学位授与、卒業認定の方針）、カリキュラム・ポリシー（カリキュラム編成の方針）による教育機関固有の教育目的を設定します。

　多くの看護基礎教育機関では、例えば「地域・在宅看護学分野」「基礎看護学分野」など教員の専門性に応じた専門領域、もしくは関連科目群を担当する教員グループが設定されていま

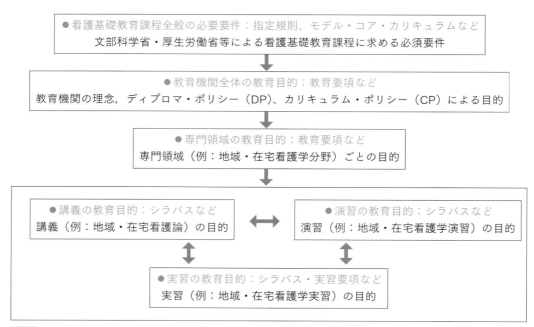

図1　看護基礎教育課程における実習の位置づけ

す。これらの専門領域においても、それぞれの専門性をふまえた教育目的を設定し、講義、演習、実習を組み立てます。また、教育機関によっては「領域横断科目」を設定し、各専門領域の教員が協働して、同じ科目を企画・運営していることもあります。例えば、地域・在宅看護論の講義科目について、高齢者に対する訪問看護活動のコマを老年看護学領域の教員、精神障がい者に対する訪問看護活動のコマを精神看護学領域の教員が担当して科目を構成することもできるでしょう。このような科目編成の方針をカリキュラム・ポリシーといい、教育機関が学生のニーズや教授陣の特性に応じて、主体的に決めるものです。

　看護基礎教育のねらいは、学生に看護実践者の素地ができることです。したがって、各看護専門科目では、講義、演習、実習がもたらす教育効果の特性をうまく活用して、学生に看護実践の基礎力を修得してもらうことが基本です。つまり、学生が医療・看護に関する基礎知識を活用し、看護の対象者に適切なケアを提供できるように、講義、演習、実習は、内容的に連携する必要があります。もちろん、地域・在宅看護実習においても、他の領域と同様に、関連する講義科目や演習科目の内容と連結した企画をすることが必要不可欠です。

２　地域・在宅看護実習と訪問看護ステーションでの実習

　地域・在宅看護実習では、何を学生に学ばせたいのか、実習のコンセプトを明確にすることによって、療養者や地域住民にかかわっている医療機関や保健・介護・福祉施設・事業所などや住民組織活動などの場を幅広く活用し、ユニークで有意義な実習を企画できます。ただ、このような実習を組み立てる場合、教員がその地域の資源や関係者をよく知っていることが前提にあります。また、その実習内容は各地域独自の実践活動に依存しやすく、教員自身がその地域社会に受け入れられた貢献活動をしているかによっても実習企画内容は変わってきます。

　一方、訪問看護は、いまや主要な地域・在宅看護実践として行き渡っており、すべての看護基礎教育課程において、訪問看護ステーションにて実習を行うことが求められています。したがって、地域・在宅看護実習の主要な実習施設は、訪問看護ステーションであるといってよいでしょう。地域・在宅看護実習を企画する際に、訪問看護ステーションを実習施設として活用する期間や手法は各教育機関の方針によって違いはありますが、訪問看護ステーションでの実習の企画をどう進めるかが、地域・在宅看護実習の要といえます。

Ⅱ　教育機関における実習企画の手順

　教育機関側が実習を企画する際におさえていくべき要点があり、それらの要点について、手順を追って説明したものを表1に示します。

表 1　教育機関における地域・在宅看護実習企画の手順

項　目	具体的内容
1．教育目的・到達目標	教育目的・到達目標を教育課程の教育目的に沿って決め、実習パターン（見学型実習、看護計画立案型実習、看護実践提供型実習）を明確にする
2．実習期間・配当年次	実習期間（単位）・配当年次・実習時期を教育機関内で協議して決める
3．実習施設	訪問看護ステーションに実習を依頼し、教員が臨地にて実地研修を受け、施設の状況を把握する
4．実習内容・スケジュール	オリエンテーション、訪問予定、カンファレンスの内容や時期などを決める
5．実習記録	実習記録、実習自己評価表などを作成する
6．実習中の注意事項	服装、持ち物、行動上の注意、情報の取り扱い、事故発生時の対応など実習中の振る舞いに関する注意事項をまとめる
7．実習要項	1〜6 の内容を整理してまとめた実習要項を作成する
8．学生配置表の作成	実習受け入れ人数、学生のアクセスなどを考慮した学生配置表を作成する
9．実習施設との打ち合わせ	実習要項や学生配置表をもとに、実習内容について打ち合わせる
10．実習指導内容・評価	実習指導や評価のポイントを教員間、実習指導者等で共有する

 教育目的・到達目標を決める

　教員が実習を企画する際には、はじめに実習の教育目的（学生の観点からは「実習目的」）は何か、学生が当該実習により、具体的に修得できる基本的な到達目標（学生の観点からは「実習目標」）は何かを明らかにします。また、これらの教育目的と到達目標によって、実習パターンが決まります。地域・在宅看護実習にて設定できる教育目的、到達目標と実習パターンの一般的なものについて、図 2 に示します。

　訪問看護ステーションの実習での教育目的には、例えば「1．在宅療養を支える訪問看護や関連機関の機能と多職種連携・協働の実際を学ぶ」などのように、地域・在宅看護実践において、看護職や他の医療職、介護職などがどのような支援を行っているのか、専門職の動きをみることで学習できるものがあります。その場合、学生の到達目標としては「a．訪問看護の役割を理解する」「b．他の職種・機関の機能と連携方法を理解する」「c．在宅療養者・家族の生活と健康状態を理解する」など、訪問看護の現場に出向くことで見聞きできるものがあげられ、「見学型実習」を企画することができます。

　また、他の教育目的としては、例えば「2．在宅療養者とその家族の生活とケアニーズを理解し、健康を維持・改善するための看護の実際を学ぶ」などのように、訪問看護の現場で学生が看護実践を展開することを目指した教育目的を設定することができます。その場合、学生の到達目標としては「見学型実習」であげたものに、「d．在宅療養者・家族への看護計画を立案する」などを追加する必要があります。さらには、実習期間中に学生が「e．在宅療養者・家族に看護実践を提供する」まで行うかを検討します。「d．在宅療養者・家族への看護計画

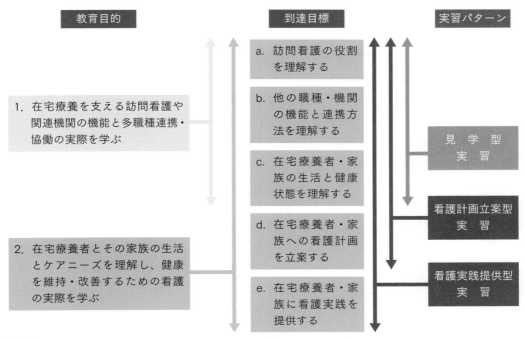

図2 地域・在宅看護実習（訪問看護ステーション）のパターンの概要

を立案する」でとどめる場合は「看護計画立案型実習」として位置づけ、「e. 在宅療養者・家族に看護実践を提供できる」まで到達目標に含める場合は「看護実践提供型実習」として位置づけることができます。

　また、教育機関側が設定する基本的な到達目標とは別に、学生個人の目標を立ててもらうこともあります。短い実習期間で学生が主体的に学ぶために、学生個人が期待する目標を立てることが効果的です。訪問看護利用者には、さまざまな疾患や年代の人が含まれますので、実習施設側の承諾のうえ、例えば「臨死期にあるがん患者に対する訪問看護の実際を理解する」などの追加の目標を学生が立てるようにするとよいでしょう。

② 実習期間や配当年次を決める

　次に、実習の期間（単位）、配当年次・学期を考えます。実習期間や配当年次などは、カリキュラム全体との整合性をつけることが必要ですので、通常は、教務事項を決める学内の組織（例：教務委員会など）にて、教員間で話し合いをして決めます。カリキュラムは数年、同じ内容で安定的に実施され、評価を行ったあと、指定規則の改正や教育機関全体の方針で変更されることが基本ですので、毎年、実習期間や配当年次は、検討するものではないでしょう。しかし、担当する地域・在宅看護実習をなぜその学年の学生に、その期間提供しているのか、その意義を担当教員が把握しておくことが大切です。

　例えば「見学型実習」は、到達目標の設定方法によって低・中学年（1〜2 年次）に配当し、「見学型実習」を終えたあとに、看護学の専門科目を学ぶカリキュラムの編成もある一方、臨床看護の実習等を経た高学年（3 年次または 4 年次）に「見学型実習」を配当することもできます。一方、「看護計画立案型実習」や「看護実践提供型実習」は、訪問看護ステーションの実習で利用者に接する時間は限られ、能率よく学ぶ必要性があることから、中学年や高学年に配当したほうが有効かもしれません。

　なお、実習期間は、看護師等養成所の運営に関する指導ガイドライン[1]の「第六　教育に関する事項」では 1 単位あたり 30〜45 時間とされていますが、教育機関によって 1 単位あたりの時間数は異なります。1 単位を 45 時間とした場合、1 単位分の実習では 5 日間（平日のみカウントした場合 1 週間）、2 単位分の実習では 10 日間（2 週間）の実習を提供します。また、指導ガイドラインでは、臨地実習を実践活動の場において行う場合のみ実習として位置づけていますが、実習を充実させるために実践活動の場で行う学習時間を実習に含めてよいとされています。したがって、学生が何のために何を学習するのかを明示したうえで、例えば学内での学習を実習として位置づけることがあります。実習施設を確保できないからという理由で臨地での実習期間を短くすることは望ましくありません。

③　実習施設を決める

　実習施設は、大学では文部科学省、看護学校では所在している都道府県に教育機関から届け出る必要がありますので、実習施設を追加する場合も、あらかじめ届け出を行います。

　実習施設となる訪問看護ステーションが教育目的に照らして十分な条件を満たしているか、交通アクセスはどのようなものかを把握しておくことが大切です。実習施設を新たに追加する場合や教員が初めて実習指導を行う場合、教員自身が当該の訪問看護ステーションにて研修を受け、施設の状況を把握するとよいでしょう。訪問看護ステーションは小規模な事業所が多く、経営管理が変動しやすいという特徴をもっています。例えば、訪問看護ステーションの管理者が定年退職をする、複数のスタッフ看護師が退職する、経営主体が変わるなどのため、急に大きく方針が変わり、実習の受け入れに影響が及ぶことがあります。普段から教員は訪問看護ステーションの管理者などと意思疎通を図り、事業所の状況を把握し、理念や経営が安定した訪問看護ステーションを実習施設として選ぶことがポイントです。

④　実習内容や実習スケジュールを決める

　教育目的、到達目標、実習期間に基づいて、実習内容とスケジュールを企画します。訪問によって何を学ぶのかを明確にし、どのような利用者に訪問をするのか、実習期間もしくは 1 日あたり最低限何件の訪問を施設にお願いをするのか、訪問での学生のかかわり方などを企画

します。いつ（実習前か・実習開始日か）どこで（施設か・学内か）オリエンテーションを行うのか、いつ（実習中か・実習最終日か・実習が終わったあとか）誰と（学生以外に、教員や実習指導者が参加するか）、どのようなテーマでカンファレンスを行うのかを決め、明文化します。日にちを追ってスケジュール表をつくり、いつ、どこで何をするのかを学生、教員、実習指導者等と共有することで運営しやすくなります。

なお、実習パターンによって、含まれる実習内容は異なってきます。本章のⅢ項、Ⅳ項、Ⅴ項では、実習パターン（見学型実習、看護計画型実習、看護実践提供型実習）ごとの具体的な実習の企画や方法を解説します。

5 実習記録を作成する

次に、実習記録の様式を作成します。その際に、なぜ記録をするのか、どのように記録を用いるのか、教育上の意図を明確にして記録の様式をつくります。実習記録は、本来学生の学びを記録するためのものですので、極端な言い方をすれば白紙でもよいものかもしれません。しかし、学生にこの内容はおさえてほしいと考える項目を実習記録に様式として明記することで、学生は学習ポイントがわかりやすくなります。実習記録の様式をうまく工夫することで、記録そのものが教材にもなります。例えば、訪問記録を白紙とするより、①訪問時の状況、②考察など、項目を明示した実習記録のほうが学生も何を理解したほうがよいのかわかりやすく、実習記録が教材としての役割を果たします。

なお、記録の分量も考慮します。記録は分量が多ければいいというものではなく、的を射て簡潔に書けるように設定します。教育目標や学生の水準によって、適正な記録の分量は異なりますが、実習期間中に記録のためにクラスのほとんどの学生が徹夜するというような膨大な分量を指示することは避けます。記録を書くために実習をするのではなく、学生が臨地で何を体験し、何を学んだのかが最も大切なことです。記録は学びのプロセスがわかるツールにすぎないからです。

実習記録とは別に、学生自身が学びをどう評価したのか、自己評価表を作成しておくと、学生もより主体的に学べると思います。自己評価表には、ルーブリック（学習の到達度を客観的に測定できるように、評価すべき側面ごとに評価基準を定性的に記述したもの）などを活用するのも１つの方法です。

6 実習中の注意事項を決める

実習中の学生の服装、身だしなみ、持ち物などを決めておきます。多くの訪問看護ステーションでは、襟のついたポロシャツとジャージ、靴下、スニーカーなど動きやすい服装を勧めることが多いですが、施設側が服装の色や形を指定してくることもあります。また、他の病棟

実習と同様に、お化粧、髪型、爪のたしなみなど、学生らしく清潔な身だしなみで実習を行うことが好ましいでしょう。

　その他に、スマートフォンの携帯の可否、熱中症などを防ぐための水分や帽子の携帯、着替えの可否などについても実習施設と話し合ったうえ、決めておきます。ほこりや汚れのある利用者宅に訪問することもあるため、着替えの靴下や雨天時のためにレインコートやビニール袋などの携帯の可否についても明示しておきます。昼食の摂り方、休憩室やロッカーの使い方、訪問時の自転車の使用方法などの行動上の注意、利用者情報の取り扱い、事故発生時の対応など、実習中の振る舞いに関する注意事項は、まとめて提示しておくと、学生は効率よく学ぶことができます。看護は対人援助を基本とした活動であり態度や振る舞いはとても大切ですが、その一方、教育者の視線としては、振る舞いの是非に気をとられすぎずに、教員が実習施設と円滑なコミュニケーションを図り、学生が伸び伸びと学習できる環境づくりに努めることがポイントです。

 ## 実習要項を作成する

　上記 1〜6 の内容を整理して、学生にわかりやすいようにまとめた実習要項を作成します。実習要項は、学生への教育内容の質を保証するものであり、教育機関と学生との実習提供内容に関する約束ともいえます。教員、学生、実習指導者にて実習要項を共有することによって、共通した認識で実習を進めることができます。参考までに、筆者の所属大学（大阪市立大学医学部看護学科）の実習要項をもとに作成した「看護計画立案型実習」の実習要項の例を、p.75〜94 に提示しています。あわせて、第 3 章 I-1（p.40）も参照してください。

 ## 学生配置表を作成する

　実習時期が近づき、受講学生が明確になった時点で学生配置表を作成します。訪問看護ステーションでは、利用者数、看護師数、事務所の規模などの面から 1 クールにつき多数の学生を受け入れることは難しく、通常 2 名程度、多くても 10 名以内でしょう。実習期間を何クールかに分け、複数の実習施設に何名ずつ学生を配置するのか、配置表を作成します。学生は 1 人で臨地実習に参加するよりは、複数の学生で参加するほうが、学生間で助け合いや工夫をしやすく学習効率が高まりますので、1 クールあたり 2 名以上の学生を受け入れてもらえるよう実習施設に交渉するとよいかもしれません。

　学生配置にあたっては、学生の特徴も考慮に入れて配置します。例えば、更衣室の問題から男子学生の配置に工夫が必要なことがあります。また、自転車しか移動手段がない地域では、自転車に乗れない学生は自動車を主要な移動手段とした訪問看護ステーションに配置します。また、学生配置表にはクールごとの担当教員を記載します。

9 実習施設と事前打ち合わせを行う

実習要項や学生配置表を持参し、担当教員が実習施設を訪ね、実習内容の詳細な点について、管理者や実習指導者と打ち合わせを行います。打ち合わせの時期は、各教育機関の学年暦等にもよりますが、実習が始まる1〜2か月くらい前に打ち合わせを行うと、調整を図りやすいです。

実習中の同行訪問の計画について、あらかじめ施設側に準備していただくようにお願いします。訪問看護利用者に対して、学生受け入れの諾否をとっていただくこと以外に、利用者宅への訪問の動線や同行する訪問看護師の業務調整なども考慮いただくことが必要なためです。また、学生は1日中もしくは期間中、同じ訪問看護師に同行するのか、利用者ごとに同行する訪問看護師が変わるのかなど、施設側の方針を打ち合わせの際に把握しておくとよいでしょう。

10 実習指導内容や評価方法を共有する

各教育機関では、複数の教員が地域・在宅看護実習を担当していることが多いでしょう。その場合、教員によって、実習指導や評価の水準に可能な限り差が出ないように、実習指導内容・方法や評価方法を教員間で共有しておきます。単位認定をしない実習指導教員やティーチング・アシスタントなど補佐的な教員を雇用することもありますので、補佐的な教員と専任教員との実習指導における役割の違いを明確に決めておきます。

実習評価については、ルーブリックを用いたものを使用することもあります（p.158も参照）。それらのツールについて教員のみが評価するのか、施設側の実習指導者にも評価していただくのか、実習指導者も評価する場合、教員との按分はどのくらいにするのか、決定しておきます。通常、実習への取り組み、カンファレンスへの参加状況、記録物、実習報告会での学生のプレゼンテーション内容などを評価の観点とすることが多いでしょう。

Ⅲ　見学型実習の企画・方法

1 到達目標の設定

見学型実習の場合、学生は訪問看護現場の見学をとおして、訪問看護や在宅療養の実際を理解することが主な学習内容になります。各到達目標を達成するにあたって、学生は実習のなか

で何に着目するとよいのか、次の到達目標ごとに目標の設定方法について、解説します。

❶訪問看護の役割を理解する

　訪問看護師の技術の提供方法、コミュニケーション方法、記録方法、他の訪問看護師との情報共有の仕方などの特徴を把握することで、訪問看護の役割を理解します。病院での体験実習などを終えている場合、病院看護師との違いなどを比較検討することで学生の学習が進みやすいこともあります。

❷他の職種・機関の機能と連携方法を理解する

　訪問看護ステーションの実習では、訪問看護師と介護支援専門員（ケアマネジャー）、ホームヘルパー、医師などの連携状況を見学しやすいかもしれません。訪問看護ステーションと同じ法人内に居宅介護支援事業所や訪問介護事業所、診療所等があることが多いためです。到達目標にどのような職種・機関との連携方法を学ぶのか、具体的に明示します。

❸在宅療養者・家族の生活と健康状態を理解する

　見学型実習では、具体的な到達目標としては、対象者や家族が病気や障がいにどのように向きあっているのか、生活維持や疾患管理のためにどのような資源を活用しているのか、対象者や家族の思いなどを把握することがあげられます。

2　実習企画・方法の実際

❶実習内容・スケジュール

　見学型実習の場合、どの学生も公平に到達目標を達成できるようにするために、必要最低限の実習内容をおさえておくことが必要です。訪問看護の同行や訪問看護ステーション内の看護師間の連携などは訪問看護ステーションの日常業務のなかで必ず体験できますが、他の職種との実際の連携状況を見学させる場合は、タイミングよく、実習中に体験できるとは限りません。他の職種との連携方法を見学できる場面として、例えば、訪問看護利用者について、ケアマネジャーのモニタリングや医師の訪問診療、訪問介護に同行する、定期的に開催されている多職種が参加するカンファレンスなどを実習スケジュールに入れるように配慮します。また、訪問看護師、ケアマネジャー、医師、ホームヘルパーに学生が主体的にインタビューして各職種の役割を学ばせる方法もとれます。その場合、学生自身がどんな話を聞きたいのか、学生があらかじめインタビューガイドなどをつくって臨むように設定することが望ましいです。

　見学型実習の場合、一般的には1単位（5日）以内が適切です。場合によっては、2日程度を見学型実習とし、8日間は看護計画立案型実習等にしてもよいでしょう。見学型実習の場合、例えば「訪問看護における医療・介護の連携」などの学習テーマを設定し、ポイントをおさえて、短期間で学習を進めるようにするとよいでしょう。

表 2　見学型実習の実習内容・スケジュール例（1 単位）

		実習内容	実習施設	学習の進捗
1 日目	AM	訪問看護同行（1 件目）	訪問看護ステーション	訪問看護の役割を理解する
	PM	訪問看護同行（2 件目） ショートカンファレンス		
2 日目	AM	モニタリングの同行	法人内の 居宅介護支援事業所	他の職種・機関と連携方法を理解する
	PM	サービス担当者会議 ショートカンファレンス		
3 日目	AM	訪問看護同行（3 件目）	訪問看護ステーション	在宅療養者・家族の生活と健康状態を理解する
	PM	訪問看護同行（4 件目） 看護師カンファレンス ショートカンファレンス		
4 日目	AM	訪問診療同行	法人内の診療所	他の職種・機関と連携方法を理解する
	PM	学生インタビュー 　訪問看護師 　ケアマネジャー 　ホームヘルパー 　医師 ショートカンファレンス	訪問看護ステーション	
5 日目	AM	報告会発表用資料作成	学内	見学内容を言語化し、まとめる
	PM	報告会	訪問看護ステーション	

　訪問看護ステーションと同じ法人内に居宅介護支援事業所、訪問介護事業所、診療所がある場合の見学型実習 1 単位の実習スケジュールの例を表 2 に示しています。この例では、訪問看護ステーションでの同行訪問や所内看護師間のカンファレンスの参加を 2 日間、居宅介護支援事業所でケアマネジャーのモニタリング訪問への同行やサービス担当者会議への参加を 1 日、訪問診療への同行を半日、訪問看護師、ケアマネジャー、ホームヘルパー、医師に対して、これまでの見学をとおして疑問に思ったことについて、学生が主体的にインタビューを半日行うというスケジュールを立てています。また、見学型実習では、その日 1 日、何を見学して、何を理解したのか、1 日の終わりに短時間でも学生・実習指導者・教員で共有し、理解を整理するショートカンファレンスをもつことが望ましいです。実習最終日には、この実習での学びについて、訪問看護師や関係者に報告会を行って、まとめます。

❷ オリエンテーション

　実習前には、系統立てて施設の概要などについて学生が説明を受ける「実習施設オリエンテーション」が必要です。実習施設オリエンテーションは、学生が見学した内容を知識として整理するために必要ですが、場所は学生が臨地になじめるように、訪問看護ステーションで行うほうが望ましいです。しかし、1 回の実習施設オリエンテーションに参加する学生数が多い場合は、訪問看護ステーションの事務所は手狭なことが多いですから、同じ法人内の会議室などを借りる、もしくはグループを分けるなどの工夫を行います。実習施設オリエンテーション

表 3　実習施設オリエンテーションの進め方（例：60 分）

項　目	時間	具体的内容
1．自己紹介	約 10 分	実習指導者の紹介 学生の自己紹介・実習目標の発表
2．訪問看護ステーションの概要	約 20 分	ステーション体制 　―開設主体、沿革、職員数、職種の配置、訪問体制など 利用者の特徴 　―利用者数、利用者の疾患・年代、利用保険 　―利用の仕組み、援助内容、看取り数、加算の状況など
3．他職種との連携	約 10 分	居宅介護支援事業所との連携 リハビリテーション職との連携 主治医との連携 病院との連携 介護事業所（訪問介護、通所介護等）との連携
4．質疑応答	約 10 分	学生からの質問
5．施設使用方法の説明	約 10 分	記録の閲覧方法、ロッカー・自転車の使用方法など

は、実習開始の数週間前に、当該施設で実習する学生を全員集めて行うこともあります。

　実習施設オリエンテーションの進め方や内容のスタンダードな例を表 3 に示します。実習施設オリエンテーションでは、学生と実習指導者が円滑にコミュニケーションを図れるように、学生には自己紹介や実習で学びたいことなどを実習指導者に伝える時間を設けます。訪問看護ステーションの実習指導者には、その訪問看護ステーションの概要を系統立てて説明してもらうとよいでしょう。また、他の関係職種との連携方法なども説明します。実習施設オリエンテーションは講義ではありませんので、教科書的な内容を説明する必要はなく、当該施設の業務の特徴を中心に、実践の現状がわかるように説明していただくことがポイントです。また、記録の閲覧方法、ロッカー・自転車の使用方法など現地での細かな注意事項などをオリエンテーションに含めておくと、学生は戸惑わずに実習当日から学習がしやすくなります。

❸ 訪問看護ステーションとの交渉・打ち合わせ

　見学型実習の施設選定では、訪問看護のほかに在宅介護・医療に関する事業を併設している事業所や、訪問看護に加えてサロンやまちの保健室などの活動を幅広く行っている事業所を選ぶと実習内容の幅が広がります。独立型の訪問看護ステーションでも地域のさまざまな機関と連携して事業を展開しており、その訪問看護ステーションを通じて他の機関の事業内容を見学できる場合もありますが、法人が異なる場合は運用が複雑で困難なことが多いです。定められた期間に見学したい内容を組み込む場合は、同じ事業所や法人内での事業を実習に盛り込むほうが効率もよく、安定した学習の場を提供できます。その場合、他の職種と連携している場面や事業を見学させていただきたい旨を申し入れておきます。

　訪問看護ステーションで実習の打ち合わせをする際は、例えば、表 2（p.49）のようにモデルとなる実習内容とスケジュールを示して、どのクールの学生もほぼ同等に同行訪問・会議や

インタビューなどに参加できることを前提として体験できるように交渉します。

　会議などは実習期間中にタイミングよく入らなかったり、キャンセルになったりすることもあります。そのような場合、代替としてどのような場を学生が見学できるのか、施設側とよく話し合っておきます。見学できる内容がまったくない場合は、例えば多職種連携の実際を学ぶために、看取りを行った過去の利用者などの訪問やカンファレンスに関する記録を閲覧する、その利用者にかかわっていた看護師や関係者から話を聞くなどの事項を代替案として提案します。

③　実習記録

　見学型実習における実習記録の基本的な構成は、「①見学内容」と「②見学内容の考察」です。インタビューをした場合は、「①インタビュー対象者の職種や内容」と「②インタビュー内容の考察」について、記録としてまとめます。また、実習のまとめには、最後に報告会資料を記録としたり、実習目標にしたがって、学生に自由な様式でレポートを記載してもらったりしてもよいでしょう。

　記録の「①見学内容」については、訪問、会議などの特徴に応じて、学生が把握する必要のある情報の項目を整理しておきます。特に、同行訪問の実習記録は、訪問対象者の概要や訪問の状況がわかる細目（年齢、性別、経過など）のある様式を示すことによって、学生は情報を系統立てて収集・整理することができます。同行訪問（資料1）とサービス担当者会議（資料2）の見学に関する実習記録の記載例を示しますので、参照してください。

④　実習指導方法

❶ 事前学習課題の提示

　実習施設オリエンテーションの前に、学生に事前学習課題を提示します。地域・在宅看護実習では、病態生理、疾患や治療の知識もさることながら、介護保険、医療保険、訪問看護の仕組みなどの制度についておさえておくことが必要です。実習の事前学習課題として、教科書の具体的な部分を提示して復習するように勧めたり、実習地域の在宅療養を支える社会資源などをインターネットで調べるように課題を出すことがあります。

　一方、低学年時に「在宅療養者・家族の生活を知る」のみを到達目標にあげた実習などの場合は、制度に関する知識の事前学習などは重視しないでよいかもしれません。例えば、実習施設のある地域に出かけ、買い物、受診、交通の利便性や人々の暮らしぶりなどを学生の目で観察する（地区視診）ことを事前学習の課題として提示し、地域の人々の暮らしに学生が関心をもてるように準備するとよいでしょう。

資料1　実習記録：同行訪問

学籍番号：　*NA23001*　　　　　学生氏名：●山△子

療養者：A さん　　　　　訪問日時：20○○年　5月○日（木）　*14:00～15:00*

性別	男性	主疾患：		要介護度　3	認知症の程度(*2)　Ⅰ
年齢	72歳	脳梗塞後遺症、高血圧症		寝たきり度(*1)　B1	利用保険(*3) 介護保険

経過　（訪問看護開始までと、訪問開始後から訪問日まで）：10か月前に自宅で倒れ、脳梗塞にて急性期病院に2か月入院。左麻痺となる。その後リハビリ病院に3か月入院、老健施設に3か月入所し、2か月前に自宅に戻る。その際に、訪問看護・訪問診療・通所介護などを開始する。

医療状況：	社会資源の利用状況：
・必要な医療 　排便コントロール（必要時グリセリン浣腸60mL） 　リハビリテーション、他動運動、立位訓練 ・服薬 　ACE阻害剤（レニベース）、抗不安剤（デパス）、 　緩下剤（ミルマグ）、刺激性下剤（ラキソベロン）	・訪問看護　2回／週　・訪問診療　2回／月 ・訪問介護　　　／週　・通所リハビリ2回／週 ・通所介護　　　／週　・訪問リハビリ　　　／週 ・訪問入浴介護　　　／週 ・短期入所生活介護　　　／月 ・家政婦・ボランティア　　　／週 ・その他　買物は娘が週に約2回実施 時折、ショートステイを利用
家族状況： ・家族構成 　妻（70歳）と二人暮らし。町内に娘（44歳）家族が住む ・介護者の状況 　妻が家事や夫の身の回りの世話を行う。小柄なことと骨粗しょう症による背部痛が時々あり、夫の移動の介助は難しい。	日常生活行動： ・食事：セッティングをすれば自力で摂取。汁物はときどきむせる。 ・排泄：トイレまで車椅子で自走。立位は可能だが、下着の上げ下ろしは妻が行う。夜間は尿器を使用。 ・清潔：入浴好き。入浴できず、妻も介助が困難。デイケアと訪問看護で入浴や清潔援助を行う。 ・移動：室内は車椅子自走。手すりを持てば移乗や立位、数メートルの歩行は可能だが、妻の見守りが必要。

訪問看護における長期目標：再梗塞を起こさず、リハビリテーションを継続しながら日常生活動作を維持し、妻と共に在宅療養生活を送ることができる。

その日の訪問目的：直近の週明けまで1週間のショートステイを利用していた。ショートステイ後の健康観察と清潔ケアを行うため訪問した。

訪問時の状況	訪問時にAさんより「ショートステイはいつもと同じ。可もなし不可もなし」と笑うが、自宅に帰り、ほっとしている様子がみられる。妻は、昨晩から背部痛があり、今朝、鎮痛剤を服用し、痛みがおさまったところであると話す。訪問時に、体温35.8度、血圧は136/88、脈拍68（やや不整）、呼吸数12であった。昨日ショートステイから帰ってきたばかりで、入浴は疲れるため断られるが、洗髪を希望される。訪問看護師とともに、リハビリを兼ねて、洗面所まで歩行器を使いながらゆっくり歩行し、洗髪を行い、髪を乾かした。「さっぱりした」と笑顔がみられる。洗髪後は、車椅子で居室まで戻る。
考察	訪問看護師が利用者や家族と自然に世間話をしながら、ショートステイ時の状況や体調などをさりげなく把握していることがわかり、訪問看護では、柔軟性の高いコミュニケーション能力が必要だと思った。また、洗髪のために洗面所に移動する際、看護師が声をかけながら、車椅子を使用せずに歩行を行っていた。この場面から、生活の中でリハビリテーションを行うことの重要性を学んだ。訪問看護師は、洗髪の一連の動作について、シャンプー、タオル、ブラシ、ドライヤーなど自宅にあるものを妻に声をかけて使い、手際よく進めていたことが印象的であった。訪問看護師には、臨機応変な対応と的確な援助技術を身につけることが大切だと思う。

*1:障害老人の日常生活自立度判定基準　*2:認知症老人の日常生活自立度判定基準　*3:訪問看護を利用している保険

○○大学看護学部　地域・在宅看護学実習

資料2　実習記録：サービス担当者会議

学籍番号：NA23001　　学生氏名：●山△子

実施日時	20○○年　5月　○日（火）　13時30分〜14時30分
実施場所	利用者の自宅
会議等の名称	☑サービス担当者会議　□退院支援カンファレンス　□その他[　　　　　　　　　]
参加者	利用者、長男の妻、ケアマネジャー、訪問看護師、ヘルパー
会議の目的	介護保険によるケアプランの見直し

利用者の状況・会議等で話し合ったこと、見学した内容

　利用者は77歳の女性高齢者（主疾患：COPD、要介護1）で一人暮らし。2か月半前に肺炎にて、10日間入院した。退院に際し、在宅酸素療法が導入され、要介護認定を初めて受けることになり、在宅酸素療法の管理のための訪問看護（週1回）と買い物と掃除の援助のための訪問介護（週2回）が導入され、2か月経過したところである。利用者の認知機能や判断力は正常であり、最近、状態が安定してきて在宅酸素療法を中止することになったことから、ケアプランを見直すため、サービス担当者会議を自宅で開催した。

　本人はしっかりした口調で「酸素の管がぬけるので気分が楽になる。退院のときに比べると、大分元気になったと思います。掃除は、重い掃除機を持たずに、モップを使いながら自分で出来そうです」と話していた。週末に長男夫婦と近くのショッピングモールにでかけ、長時間の買い物と外食ができたことが自信につながっている様子であった。また、買い物については、生協の個別宅配サービスの利用を行うこと、長男の妻の援助を得て何とかしたいという話になり、訪問介護サービスをいったん休止することになった。しかし、1回の訪問看護については、内服薬の種類も多く、健康状態をみてもらいたいという利用者本人の希望により、そのままサービスを継続することとなった。頻度は2週間に1回に減らすことにした。次回、修正したケアプランをケアマネジャーが持参し、利用者が確認することになった。

考　察

　サービス担当者会議に参加して、サービスの利用内容の決め方の実際を理解でき、在宅療養は、関係職種や家族のチームで支えているという多職種協働の意味がわかった気がした。担当者会議ではケアマネジャー、訪問看護師、ヘルパーの方いずれも利用者本人の意思や希望を上手にひきだしていた。利用者の自立を維持するために、専門職からみた意見をご本人に押しつけることなく、どのようなかかわりをすればよいのか考えて、提案をしていることがよくわかった。

　利用者は、高齢である上にCOPDという慢性疾患があり、健康面では不安な部分もあるが、10年以上前にご主人を失い、一人暮らしを長年続けてこられ、自分で自分のことを決めたいという思いが強いと思った。その思いは、生活を続ける上では強みであり、思いを尊重して、支援の体制を整えることが利用者の生活の質の向上につながるのだと感じた。また、利用者の家族である長男の妻もサービス担当者会議に参加していた。家族の支えも活用しながら在宅療養生活を続けられるよう支援することが重要だと思った。

○○大学看護学部　地域・在宅看護学実習

2 実習ラウンド

　実習初日に教員がラウンド（巡回）し、あらかじめ打ち合わせていたとおり、学習内容として必要な予定が臨地で組まれているか、確認します。実践現場は忙しく、細やかな配慮が必要な実習調整が後回しになっていることもあります。教員は、臨地に出かけて、管理者や実習指導者とコミュニケーションをとりながら代替案を提案したり、さりげなく現場を促しながら学生が到達目標を達成できる予定になるように図ることがその役割です。地域・在宅看護実習では、学生が学びを進められるように、教員は実習指導者と学生の間をとりもつ、コーディネーター役に徹します。

　学生にとって、その予定が過多になっていないか、目配りもします。例えば、訪問予定の動線の都合で 1 日に 5 件以上訪問に行くことがありますが、訪問件数が多すぎる場合は学生が混乱することがありますので、実習記録に残す訪問内容の件数を絞るのも 1 つです。経験的には、前後の準備やまとめを含めると、訪問や会議などを午前に 1〜2 件、午後に 1〜2 件程度組み込むくらいの予定が適切です。また、軽い発達障がいなどがある学生も最近みられますが、その場合、その学生なりに目標を達成できるように、他の学生より予定を少し減らすような工夫を凝らします。

3 個別学生指導

　見学型実習では、どのような場面を学生が見たのか学生とともに振り返り、学生の学びを引き出します。

　実習では、現場の業務の流れにあわせて、診療記録や看護記録、居宅サービス計画書（ケアプラン）などをじっくり閲覧できないまま、また、説明を受ける時間的余裕がないまま、訪問や会議に参加せざるを得ないことがあるかもしれません。生活体験が豊かな学生や社交性のある学生は、現場で見聞きした情報をうまくつなげて学びに反映できますが、すべての学生にそれができるとは限りません。学生には、疑問に思ったことはわかったふりをせずにあとからでも実習指導者や教員に尋ねるように説明しておくとよいですし、学生が質問しやすい雰囲気をつくり、質問を歓迎するかかわりを教員がもつことが重要です。

　地域・在宅看護実習では、教員が臨地で学生と一緒に訪問することはほとんどありません。施設に学生が戻ってくる時間をねらって教員はラウンドし、「今日わからなかったことや困ったことはありませんでしたか」などと学生の様子を見ながら声をかけます。学生の質問に対して、教員もすべて回答できると限りませんから、学生とともに実習指導者に質問をしたり、記録を見たりして、回答を得る方法を学生と一緒に探ります。そのようなかかわりによって、学生自身が疑問を解決する手立てがわかるようになります。

4 グループ学生指導

　グループでの学生指導の場としては、カンファレンスや報告会などがあげられます。カンファレンスは評価の場と捉えられる一方、教育の場でもあります。つまり、カンファレンスで間違った発言をすることをおそれるよりも、学生自身が感じたことや意見を積極的に伝え、そ

れに対して教員、実習指導者、他の学生が意見交換を行いながら、物事を多面的に考える場とするほうが適切です。特に臨地でのカンファレンスでは、学生の発言内容よりも積極性を評価し、内容についてはそのあとの記録や学内でのフィードバック時に評価をするといいかもしれません。

　見学型実習では、学生一人ひとりがそれぞれ異なる体験をしている場合が多いため、カンファレンスや報告会などでは、学生間で情報や体験を共有し、学びを深めます。グループでの学生指導の場合、学生に進行役をとってもらうのもよいでしょう。そのとき、教員は意見交換の状況をみながら、仲介役や理解を深める投げかけをして、見学型実習での目標が到達できるようにかかわります。

 看護計画立案型実習の企画・方法

 到達目標の設定

　看護計画立案型実習の場合、受け持ち利用者を設定したうえで、学生がアセスメントと看護計画の立案を行います。訪問看護の場合は、学生は病棟実習と異なり、受け持ち利用者には訪問時のみに会うため、間欠的なかかわりのなかで対象者の全体像をアセスメントできるように実習を企画します。到達目標ごとの目標の設定方法について解説します。

❶訪問看護の役割を理解する

　見学型実習と同様、同行訪問をとおして、訪問看護技術の特徴を学びますが、看護計画立案型実習では、受け持ち利用者を決めることから、学生は受け持ち利用者への看護内容を重視して学べます。

❷他の職種・機関の機能と連携方法を理解する

　看護計画立案型実習では、受け持ち利用者に関与している訪問看護以外のサービスや他の職種などの役割を注視して学ぶことができます。もちろん、見学型実習と同様に偶然に遭遇できる会議への参加などをとおして多職種連携を学べますが、受け持ち利用者を決めることによって、より他の職種との連携について深く学べます。

❸在宅療養者・家族の生活と健康状態を理解する

　見学型実習と異なり、学生が受け持ち利用者の看護計画を立案できるように、健康状態、日常生活動作、生活環境、家族の状況、サービス利用、意向などの詳細な情報を系統的にアセス

メントできる到達目標を設定します。また、受け持ち利用者以外の対象者への訪問から、多様な在宅療養者・家族の生活と健康状態を理解するように目標をあげてもよいでしょう。

■4 在宅療養者・家族への看護計画を立案する

　訪問看護の特徴をふまえて、受け持ち利用者に対する看護計画を立案できるように、到達目標を設定します。例えば、訪問の際に観察・測定する事項は何か、訪問時に行う直接的なケアは何か、利用者や家族に必要な教育やサービスは何かなどについて、看護計画を立案することを目標とします。

② 実習企画・方法の実際

■1 実習内容・スケジュール

　看護計画立案型実習の場合は、受け持ち利用者については実習期間中に複数回の同行訪問ができる事例とすることが望ましいです。当然のことですが、訪問回数が多く、利用者とコンタクトできる機会が多いほど、学生の対象に対する理解は進みます。限られた実習期間内に、予定の訪問回数が少なくとも 2 回以上ある利用者を受け持ち利用者とすることがポイントです。

　訪問回数の多い利用者は、必然的に疾患の重症度・要介護度が重い者、医療的処置が頻回にある者、一人暮らしの高齢者や生活保護受給者など社会的支援を必要とする者など、比較的問題を有する利用者になります。しかし、看護課題や問題が明らかな利用者のほうが初学者である学生にとっては、アセスメントをしやすい傾向があります。むしろ、健康管理を主たる目的として訪問看護を利用している軽度者の場合、学生は利用者の課題を意外に捉えにくいかもしれません。筆者の所属大学でも、週 2 回以上訪問する利用者から受け持ち利用者を定めて看護計画立案型実習を提供していますが、参考までに、受け持ち利用者の概要を表 4 に示します。この集計結果から、高齢者が多く、寝たきり度や要介護度が重い者、また、がんや脳・神経系疾患など重篤な疾患を有する者が多いことがわかります。

　看護計画立案型実習の場合、少なくとも 1 単位（5 日）は必要です。2 単位（10 日）であれば、学生の利用者と接する頻度が多くなりますので望ましい反面、学生によっては 1 例の看護計画立案のみでは、実習内容が物足りないと思うかもしれず、受け持ち利用者数を増やしてもいいかもしれません。多くの訪問看護ステーションでは、曜日ごとに利用者を決めて訪問していますので、当該施設で週 1 回の訪問看護利用者が大半を占める場合は、1 単位分の実習を同じ週に月曜日～金曜日まで連続して実習することに代えて、例えば 1 週目の月曜日と火曜日、翌週の月曜日と火曜日など週をまたいで、同じ曜日に実習日を設定することで同じ利用者への複数の訪問を組みやすくなるかもしれません。

　看護計画立案型実習の典型的なスケジュール例を表 5 に示します。このスケジュール例では、受け持ち利用者への訪問を 2 回、また受け持ち以外の利用者への訪問を 6 件、退院前カンファレンスへの参加 1 件という内容となっています。

表4 受け持ち利用者の概要

項　目	割　合	項　目	割　合	
年代：0〜20 歳	11.0%	**主な疾患**：		
21〜60 歳	9.2%	がん	13.8%	
61〜80 歳	41.2%	脳性麻痺	8.3%	
81 歳以上	38.6%	パーキンソン病	7.3%	
性別：男性	52.3%	ALS	6.4%	
女性	47.7%	脳梗塞	6.4%	19.2%
利用保険：介護保険	53.2%	COPD	6.4%	
医療保険	40.4%	多系統萎縮症	4.6%	
その他	6.4%	頸髄損傷	4.6%	
寝たきり度：		慢性心不全	4.6%	18.4%
J・自立	11.9%	筋骨格系疾患（加齢等）	4.6%	
A	18.3%	筋ジストロフィー症	3.7%	
B	15.6%	認知症	3.7%	7.4%
C	41.3%	肝硬変	2.8%	
不明	12.9%	脊髄性筋萎縮症	2.8%	5.6%
要介護度：認定・記載なし	17.4%	2 型糖尿病	1.8%	
要支援	5.5%	急性脳症後遺症	1.8%	
要介護 1〜2	15.6%	人工肛門造設	1.8%	7.2%
要介護 3〜4	20.2%	慢性腎不全	1.8%	
要介護 5	41.3%	その他	12.8%	

本データは大阪市立大学医学部看護学科在宅看護学実習 2019・2022 年度学生計 109 名の受け持ち利用者の概要をまとめたものである

表5 看護計画立案型実習の実習内容・スケジュール例（1 単位）

		実習内容	実習施設	学習の進捗
1 日目	AM	訪問看護同行（1 件目）	訪問看護ステーション	受け持ち利用者の情報を記録や説明から収集する
	PM	訪問看護同行（2 件目）		情報収集
2 日目	AM	訪問看護同行（3 件目）	訪問看護ステーション	受け持ち利用者のアセスメントを行い、関連図を作成する
	PM	訪問看護同行 ：受け持ち利用者 　1 回目訪問 中間カンファレンス		アセスメント案作成
3 日目	AM	退院前カンファレンス参加	訪問看護ステーション	アセスメント・関連図を修正し、看護計画案を作成する
	PM	学内学習	学内	
4 日目	AM	訪問看護同行（4 件目）	訪問看護ステーション	アセスメントの明確化
	PM	訪問看護同行 ：受け持ち利用者 　2 回目訪問		看護計画案作成
5 日目	AM	訪問看護同行（5 件目）	訪問看護ステーション	最終的な看護計画等を明確にする
	PM	訪問看護同行（6 件目） 最終カンファレンス		看護計画の明確化

　5 日間という限られた期間における、情報収集から看護計画立案までの学習段階のめどを学生や実習施設に明示します。例えば、実習 1 日目は利用者の情報収集、そのあとに受け持ち利用者への 1 回目の訪問を経てアセスメントを行い、2 日目の中間カンファレンスでアドバイスを受ける、3 日目に学内に戻りアセスメント内容を修正し、文献等をもとに看護計画案を作成する、4 日目に受け持ち利用者への 2 回目の訪問に行き、情報整理を見直したあと、看護計画案を練り直す、最終日にはカンファレンスにてアドバイスを受けて看護計画を明確にするというように、学習の進捗の目安を示すことが望ましいです。

2 オリエンテーション

　看護計画立案型実習においても、見学型実習と同様に、施設の概要について学生に説明する実習施設オリエンテーションは必要です。なかでも、実習施設の利用者の特徴については、施設側に詳細に説明してもらうとよいかもしれません。その訪問看護ステーションではどのような疾患の利用者が多いのか、どのような医療処置や日常生活援助が多く行われているのか、訪問看護以外にどのようなサービスがよく導入されているのか、施設の現状を学生に説明することで、学生が学ぶべき重要な事柄がはっきりし、学生が事前にそれらについて重点的に学習をすることもできます。

　また、実習施設オリエンテーションの際に、学生が自身の目標を発表したうえで、希望する受け持ち利用者の状況について、実習指導者に伝えます。実習指導者が学生の受け持ち利用者を決めるにあたり参考になりますし、学生の主体的学習を促進するうえで効果があります。状態が安定している利用者が多く、利用者の入れ替わりが少ない実習施設では、実習施設オリエンテーションの際に受け持ち候補となる利用者の簡単な情報（性別、年齢、主な疾患、自立度、要介護度、利用サービス、医療処置、援助内容）などを学生に提示することもあります。いずれにしても、看護計画立案に向けて、学生が事前学習を進めやすいように、教員は学習環境を整えていきます。

3 訪問看護ステーションとの交渉・打ち合わせ

　看護計画立案型実習においては、複数回の同行訪問ができる利用者を一定数確保するためには、中〜大規模な訪問看護ステーションに依頼するほうが安定した実習運営ができます。少なくとも常に 50 名以上の利用者を確保している訪問看護ステーションに依頼したほうがよいでしょう。

　訪問看護ステーションと実習の打ち合わせをするときには、学生が 1 クールの間に複数回同行訪問をすることを受け入れてくださる利用者に承諾をとっていただけるよう、施設側に依頼をします。訪問看護利用回数が頻回な利用者は、表 4（p.57）に示すとおり重度でコミュニケーションをとりにくい人が多いため、状況に応じて利用者の家族などからも承諾を得ていただきます。また、看護計画立案型実習であっても、学生が利用者・家族とコミュニケーションをとる、訪問看護師の援助内容の補佐をする、バイタルサインを測定するなどのかかわりをすることもあります。その場合、教育機関側から実習の際に学生が何をどこまでするのか、その

ためにどのような準備をするのか、実習施設側に教育のスタンスを明確に示すことによって、学生も施設側も戸惑わずに実習を進められます。

なお、現状の訪問看護ステーション実習では、学生単独で受け持ち利用者に訪問してお話をうかがう実習形態をとることは難しく、訪問看護に学生が同行訪問することが基本と思います。しかし、学生の成熟度や施設側の受け入れ状況によっては、さまざまな条件を考慮したうえで、例えば対象者の話を聞くために学生のみで訪問をする、あるいは訪問看護に学生が同行し、訪問看護が終了したあとに学生のみ利用者宅に残り、情報収集のために話を聞くことができる場合もあります。そのような工夫をすることにより、学生はより主体的に対象者とかかわることができ、達成感の高い学びができます。

③ 実習記録

看護計画立案型実習では、学生が段階的に受け持ち利用者の看護計画を立案できるように、フェイスシート、アセスメント記録、看護計画を記載する実習記録の様式を作成します。

受け持ち利用者用のフェイスシートは、アセスメントができるように、通常の同行訪問用の実習記録（p.52、資料1参照）に比べて、詳細に項目を立ち上げたものをつくります。アセスメント記録については、文章でアセスメント内容を記述するパターンと、関連図やツールを使用するパターンがあります。筆者の経験では、関連図を用いたほうがどの情報をどのように使い、看護課題（看護問題）を導いているのか、学生の思考が一見してわかり、指導コメントをより具体的に提示しやすいと考えます[2]。看護計画に関する記録は、他の臨床看護の実習と同様に、看護課題（看護問題）ごとに目標を明示し、看護計画については、観察・測定計画（observation plan：OP）、直接的看護計画（treatment plan：TP）、教育・観察計画（education plan：EP）に分けて記載できるように様式を作成します。

受け持ち利用者用のフェイスシート（資料3-1・2）、関連図（資料4）、看護計画（資料5）の実習記録の記載例を示しますので、参照してください。

④ 実習指導方法

事前学習課題の提示

看護計画立案型実習においても、見学型実習と同様に実習地域の特性や社会資源などをあらかじめ調べるように、事前学習を学生に提示することは必要です。それに加えて、看護計画立案型実習では、実習施設の利用者に多い疾患や障がいの機序、在宅医療やケアの方法、サービス内容について、教科書や副教材を参考に学生に復習してもらうことが大切です。

実習開始までに実習施設と調整のうえ、可能な範囲で受け持ち利用者の基本情報を学生に提示できると、学生のレディネス（準備性）を高められます。少なくとも各実習クールの数日前

資料 3-1　実習記録：受け持ち利用者のフェイスシート

療養者：Aさん　　　　　　　　　　　学籍番号：NA2300/　　　学生氏名：●山△子

| 【疾患・病態・症状】 | 疾患・医療ケア | 【全身状態・医療処置】 |

【疾患・病態・症状】

主疾患　脳梗塞後遺症

既往歴　60歳～高血圧症、69歳：胆管炎で入院

経過(訪問開始までと、訪問開始後から受け持ちまでの経過)：

　10か月前に自宅で倒れ、脳梗塞にて急性期病院に2か月入院。左麻痺となる。その後リハビリ病院に3か月入院、老健施設に3か月入所し、2か月前に自宅に戻る。その際に、訪問看護・訪問診療・通所リハビリテーションを開始する。

【医療ケア・治療】

服薬(薬剤名・介助の有無)：
　ACE阻害剤（レニベース）
　抗不安剤（デパス）
　緩下剤（ミルマグ）
　刺激性下剤（ラキソベロン）

必要な医療：
　排便コントロール
　（必要時グリセリン浣腸60mLを実施）
　リハビリテーション
　他動運動
　立位・歩行訓練

【全身状態・医療処置】

基本情報：
　年齢：　72歳　　性別：男性　　要介護度：3
　障害高齢者自立度：B/　認知症高齢者自立度：I

血圧：/30～/40／80～90mmHg
時々収縮期血圧が/60mmHg
以上になる
脈拍：70前後
呼吸数：/2～/4回
SpO₂：98%程度
痰：時々白色痰、喀出可能

身長：/72.0cm
体重：65.0kg
BMI：22.0

排便：/回／3日
排尿：6～7回／日
食事：3回／日

日常会話のやりとりは可能

嚥下機能の低下軽度あり、時々むせる

右利き
左半身麻痺あり
左側の半側空間無視

便意、尿意あり
便秘あり、排便時に怒責あり
下剤と浣腸を活用
排尿が時々間に合わないため、尿漏れパット使用

| 【活動への参加・役割】 | 活動 | 【生活動作】(自立状況や介助の状況) |

【活動への参加・役割】

家族との交流、家庭内の役割：
　家族関係は良好、娘は週に3～4回程度訪問。

近隣者・知人・友人との交流：
　時々電話で友人と話す。妻は近所の人とよく話したり交流しているが、本人は近所の人とは挨拶程度。

外出(頻度や目的)：退院後、外出していない。

余暇活動：
　テレビ・ラジオでニュースや野球中継を視聴。

【生活活動】

食事摂取：
　軟～普通食を経口摂取、汁物はときどきむせる。

水分摂取：
　飲水はコップ7杯／日、夜間の水分摂取が控えめ。

活動・休息(一日の過ごし方、休息状況)：
　通所リハに行かない日は自宅で過ごす。日中は居間のソファでテレビやラジオを楽しんだり、うとうとする。

生活歴(職歴やライフイベント)：
　18歳で大学入学のため上京し、電気製品メーカー就職、27歳で職場結婚。60歳で定年退職。その後70歳まで非常勤勤務。野球観戦と釣りが趣味だった。

嗜好品：脳梗塞発症まではビール350mL／日。現在禁酒。

【生活動作】(自立状況や介助の状況)

基本的日常生活動作：

食動作　セッティングすれば自分で食べることができる。ときどき左側においたものを認識できず食べ残す。

排泄　トイレまで車椅子で自走。立位は可能だが、下着の上げ下ろしは妻が行う。夜間は尿器を使用。

清潔　入浴好き。入浴できず、妻も介助が困難。デイケアと訪問看護で入浴や清潔援助を行う。

更衣　更衣は妻の介助が全般的に必要。
整容　歯磨きや整髪はセッティングすれば自分でできる。

移乗　手すりを持てば、移乗や立位は可能。
移動　室内は車椅子自走。見守りにて歩行器にて室内の歩行可能。

意思疎通　日常会話は可能。

手段的日常生活動作：

調理　妻が実施。

買い物　娘が車でショッピングセンターまで行き、買い出し。

洗濯　妻が実施。

掃除　妻が実施。窓拭きや庭掃除などは時々娘が実施。

金銭管理　脳梗塞発症までは本人が実施。現在は主に妻が実施。

交通機関　ほとんど利用しない。通所リハには送迎車を利用。

○○大学看護学部　地域・在宅看護学実習

（河野あゆみ編：強みと弱みからみた地域・在宅看護過程＋総合的機能関連図，第2版．pp.15-16，医学書院，2023．を参考に作成）

資料 3-2 実習記録：受け持ち利用者のフェイスシート

学籍番号：NA23001　　学生氏名：●山△子

環境

【療養環境】

住環境(主な行動範囲内の間取り図)：*2階には上がらない*

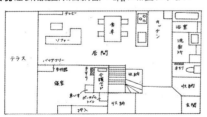

地域環境：*40年前に開発された都市郊外のベッドタウン。小売店は徒歩圏内に散在するが、日常の買い物や病院受診は車で10分程度の最寄り駅近くに行く必要あり。*

住まいの形態：*持ち家（築37年、5年前にリフォーム）、2階建て一軒屋。*

【社会資源】

サービス利用：

	月	火	水	木	金	土	日
AM	通所リハビリ		通所リハビリ				
PM		訪問看護		訪問看護	訪問診療隔週		

福祉用具：*介護保険福祉用具貸与で介護ベッド、室内歩行器、車椅子、手すりをレンタル。福祉用具購入費支給でポータブルトイレを購入したが利用したことはない。*
ほかに、時折ショートステイを利用。

保険・制度の利用：*介護保険・医療保険*

【経済】

収入源：*厚生年金・貯蓄等*　　**生活困窮度**：*経済的余裕あり*

【ジェノグラム】

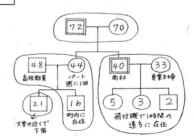

【家族の介護協力体制】

妻が主介護者でキーパーソン。妻が家事や夫の身の回りの世話を行うが、町内に住む娘が車での買い出しや一部の家事を手伝う。
妻は小柄なことと骨粗しょう症による背部痛のため、夫の移動の介助は難しい。

【エコマップ】（家族・近隣・社会とのつながり）

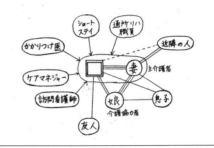

理解・意向

【本人の理解・意向】

> *病気になって、自分の体でないように思う*
>
> *こんな状態は、知っている人には見られたくないのでリハビリをがんばりたい*
>
> *トイレまで歩きたい*

本人

【志向性】

生活の志向性：*家族のために真面目に働いてきた*

性格・人柄・人づきあいの姿勢：*温和で気さく*

【自己管理力】

病気になるまでは、生活に関することは自分で情報を集めて自分で決めてきた。脳梗塞後は、生活にやや自信をなくしかけており、家族に頼っている。

【家族の理解・意向】

> *皆さんの助けを頂きながら、家で世話を続けたい*
>
> *時々背部痛があり、力が要ることができない*

続柄(妻70歳)

役割・志向性など：

専業主婦で家事や子育てに熱心に取り組んできた。夫婦関係は良好。家族のために働いてきた夫に感謝している。

【他の家族の理解・意向】

娘（44歳）：下の子どもが高校生になり手が離れてきた。時間にも余裕がありできる限り母の手助けをしたい。

息子（40歳）：仕事が忙しく、子どもも小さいのでなかなか帰省ができない。姉には感謝をしている。

○○大学看護学部　地域・在宅看護学実習

資料 4　実習記録：受け持ち利用者の関連図

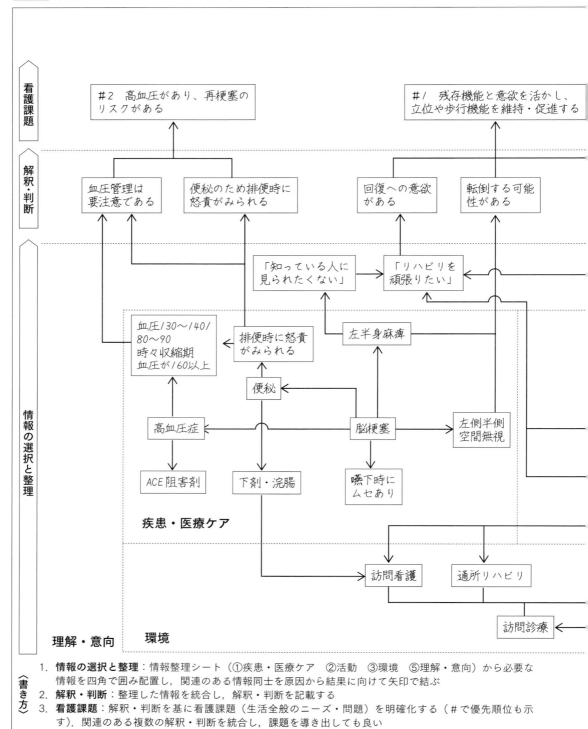

看護課題

#2　高血圧があり、再梗塞のリスクがある

#1　残存機能と意欲を活かし、立位や歩行機能を維持・促進する

解釈・判断

血圧管理は要注意である

便秘のため排便時に怒責がみられる

回復への意欲がある

転倒する可能性がある

情報の選択と整理

「知っている人に見られたくない」

「リハビリを頑張りたい」

血圧130〜140/80〜90
時々収縮期血圧が160以上

排便時に怒責がみられる

左半身麻痺

便秘

高血圧症

脳梗塞

左側半側空間無視

ACE阻害剤

下剤・浣腸

嚥下時にムセあり

疾患・医療ケア

訪問看護

通所リハビリ

訪問診療

理解・意向　　　環境

〈書き方〉

1. **情報の選択と整理**：情報整理シート（①疾患・医療ケア　②活動　③環境　⑤理解・意向）から必要な情報を四角で囲み配置し，関連のある情報同士を原因から結果に向けて矢印で結ぶ
2. **解釈・判断**：整理した情報を統合し，解釈・判断を記載する
3. **看護課題**：解釈・判断を基に看護課題（生活全般のニーズ・問題）を明確化する（＃で優先順位も示す）．関連のある複数の解釈・判断を統合し，課題を導き出しても良い

（河野あゆみ編：強みと弱みからみた地域・在宅看護過程＋総合的機能関連図，第2版．p.18，医学書院，2023．を参考に作成）

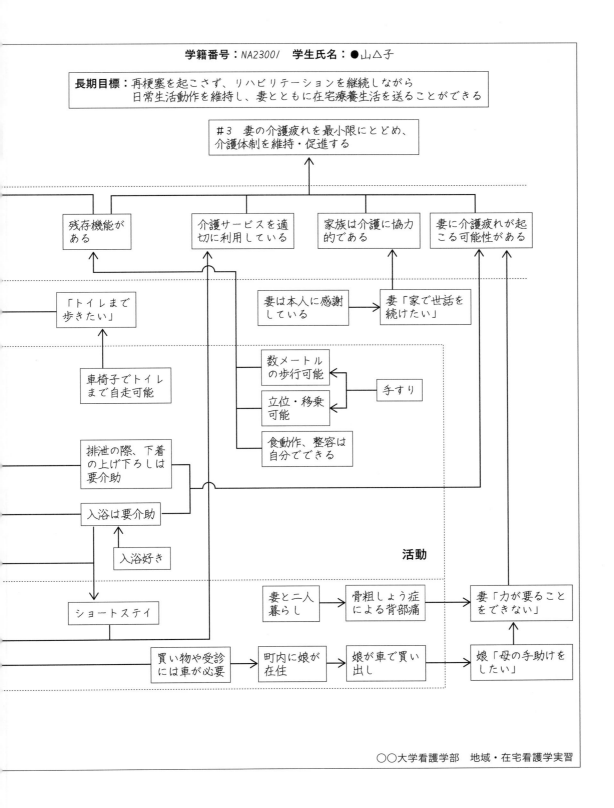

学籍番号：*NA2300/*　学生氏名：●山△子

長期目標：再梗塞を起こさず、リハビリテーションを継続しながら
　　　　　　日常生活動作を維持し、妻とともに在宅療養生活を送ることができる

#3　妻の介護疲れを最小限にとどめ、介護体制を維持・促進する

残存機能がある

介護サービスを適切に利用している

家族は介護に協力的である

妻に介護疲れが起こる可能性がある

「トイレまで歩きたい」

妻は本人に感謝している

妻「家で世話を続けたい」

数メートルの歩行可能

手すり

車椅子でトイレまで自走可能

立位・移乗可能

排泄の際、下着の上げ下ろしは要介助

食動作、整容は自分でできる

入浴は要介助

入浴好き

活動

妻と二人暮らし

骨粗しょう症による背部痛

妻「力が要ることをできない」

ショートステイ

買い物や受診には車が必要

町内に娘が在住

娘が車で買い出し

娘「母の手助けをしたい」

資料5　実習記録：受け持ち利用者の看護計画

学籍番号: *NA23001*　学生氏名: ●山△子

【看護課題】	【短期目標（評価時期）】	
#1　残存機能と意欲を活かし、立位や歩行機能を維持・促進する。	・麻痺側を保護した動作を行い、転倒を起こさない（1か月後）。 ・回復への意欲が向上する（2週間後）。 ・家族等の見守りがあれば、トイレまで歩ける（2か月後）。	
【看護計画】OP	TP	EP
・起居や歩行動作は安定しているか。 ・日中と夜間の排泄、洗面や整容動作をどのように行っているか。 ・動作時のバイタルサインはどうか。 ・生活動線は手すりの配置や物の配置など安全な環境か、どう動いているか。 ・リハビリへの意欲はどうか。 ・妻と娘は、本人の動作時にどのような声かけをしているか。 ・麻痺側に打撲や創傷はないか。	・訪問時に、看護師の見守りのもと立位や歩行の時間を確保する。 ・訪問時に、座位での歯磨き、洗髪、更衣などを行う。 ・麻痺側の他動運動を促したり、麻痺側を見ながら動かしたりしてもらう。 ・手すり、車椅子、ベッド、照明の位置などが生活動線に合うように調整を行う。必要に応じて新たな福祉用具を導入する。	・食卓右側に食器をおく、身支度に必要な物品を右側におくなど動作がしやすい配置を本人・家族と相談する。 ・移動・移乗の際、麻痺側がまきこまれないように家族に声かけを勧める。 ・動作前に左側を含めて全体を見渡しながら動くように説明する。 ・本人と相談しながら、実施可能な動作の目標を考えながら進める。

【看護課題】	【短期目標（評価時期）】	
#2　高血圧があり、再梗塞のリスクがある。	・血圧を130-140mmHg/80-90mmHg程度に維持する（1か月後）。 ・排便時に怒責がみられない（2週間後）。 ・降圧剤を飲み忘れなく服薬できる（1か月後）。 ・再梗塞がみられない（3か月後）。	
【看護計画】OP	TP	EP
・血圧値はどうか、脈に不整はないか。 ・手足のしびれ、脱力感、構音障害、意識の低下などはないか。 ・降圧剤を決められたとおり、服用できているか。 ・食事の塩分は適切か。 ・水分は十分に摂取できているか。 ・軟便～普通便を2-3日に1回排泄できているか。 ・排便時にいきんでいないか。	・排便時にいきまないように、下剤と浣腸で調整する。 ・排便が2日みられなかったときには訪問時に看護師が浣腸（グリセリン浣腸60mL）を実施する。 ・血圧が160/100mmHg以上継続的にみられるときは、かかりつけ医に報告し、対応について指示を受ける。	・水分を十分にとるように説明する。 ・むせがあるため、水分にとろみをつけたり、食事で水分をとれるように、本人・家族に説明する。 ・減塩ができるよう食品の選び方や味付けについて、妻や娘に説明する。 ・手足のしびれ、脱力感など再梗塞の兆候について、本人・家族に説明し、異変があった場合は報告してもらう。

【看護課題】	【短期目標（評価時期）】	
#3　妻の介護疲れを最小限にとどめ、介護体制を維持・促進する。	・妻の介護疲れが最小限にとどめられる（3か月後）。 ・必要に応じて介護サービスの種類や量を増やす（3か月後）。 ・本人・家族が療養生活について前向きに話し合える（3か月後）。 ・介護者がボディメカニクスを活かした動作介助ができる（1か月後）。	
【看護計画】OP	TP	EP
・妻や娘は介護に対してどのように思っているか。 ・妻の背部痛など健康状態はどうか。 ・妻は、日常生活動作・排泄の介助についてどのように行っているか、また負担はどうか。 ・本人・家族は介護サービスにどう思っているか、新たなサービスを利用する意向はあるか。	・本人と妻の意向を確認しながら、妻の介護疲れを防ぐためにショートステイを定期的に導入する。必要に応じて、新たに訪問介護を導入する。 ・本人の生活動作の状況に応じて、住宅改修（屋外にでる場合は玄関の段差解消）、福祉用具（自宅で入浴する場合はスライドボードなど）などの福祉用具を導入する。	・排便の介助は家族には負担が重いため、訪問看護時に行うようにする。 ・訪問時に妻の健康を気遣い、受診や健康管理についてアドバイスを行う。 ・妻が看護師やサービス担当者に介護疲れや日頃感じていることを表出できるような関係をつくる。 ・介護サービスの利用について、本人・家族のニーズに合っているか話をよく聞く。

【看護課題】関連図にて導いた看護課題を記述する
【短期目標（到達時期）】看護課題を解決して期待される成果を短期目標とし、箇条書きする.（　）内に到達時期を記載する
【看護計画】OP、TP、EPに分けて記載する

〇〇大学看護学部　地域・在宅看護学実習

には受け持ち利用者の年齢、性別、家族構成、疾患、医療処置、日常生活自立度（寝たきり・認知症の程度）、要介護度、利用サービスの種類などの概要をあらかじめ学生に伝え、事前に調べてもらいます。しかし、どの実習でもあり得ますが、実習開始までに利用者が急に入院し、受け持ちができないこともあります。そのような場合に備える意味でも、訪問看護利用者に多くみられる疾患や医療処置などを学生が復習することは重要です。

❷ 実習ラウンド

　見学型実習と同様に、実習初日に教員が実習施設に出向き、実習期間の学生の訪問予定はどのように決まっているか、特に、受け持ち利用者の訪問予定はどうなっているかを把握します。あらかじめ依頼しておいても、突然、利用者や施設側の急な事情で、受け持ち利用者への複数回の訪問が不可能になることがあります。学生は受け持ち利用者との接触が多いほど、利用者を理解しやすく学びは進みます。受け持ち利用者に2回目の訪問ができない場合は、教員は学生とも相談のうえ、受け持ち利用者を他の利用者に変更する、通所サービスを利用している利用者では通所サービス利用の場に同席させていただく、家族に話をうかがうなどの代替案を実習指導者に提案しながら、学生の学習環境を整えます。

❸ 個別学生指導

　看護計画立案型実習では、学生が受け持ち利用者の状況を地域・在宅看護の特徴をふまえて、理解できるように学びを引き出すことが学生指導のポイントです。

　フェイスシート（p.60・61、資料3-1・2参照）のように、対象者の疾患や医療ケアなどの医療面、生活動作や生活活動などの活動面、家族関係やサービス利用、住環境などの環境面、本人や家族の療養や生活に対する理解や意向などの心理面など、生活や健康を総合的に捉える視点を学生がもてるようにかかわります。

　訪問看護の利用者には、人によっては10年近くサービスを利用しているなど、経過が非常に長い人も多いため、学生が実習中に対象者のすべての情報を把握することが難しいときがあります。膨大な記録のうちどの情報が重要なのか、臨地で教員が学生と一緒に看護記録などを閲覧しながらアドバイスをするとよいでしょう。筆者の経験では、利用開始時のフェイスシートのほか、入退院時のサマリーやサービス担当者会議の記録などは、利用者の状況について経過を追って記述され理解しやすいため、学生にこれらの書類に目を通すことを勧めています。ただし、経過が非常に長い場合はフェイスシートなどに記載されている家族構成などの情報は、家族の誰かが独立したり、死亡したりと状況が変わっていても更新されていないことがあります。そのような場合は、新しい情報を看護師等から把握するよう学生に伝えます。また、訪問看護指示書や訪問看護報告書、ケアプランなど、制度によって定められている記録類、経過記録などは新しい日付のものから逆に閲覧するように勧めるとよいでしょう。

　入院患者への看護と同じように、疾患の経過に関する理解を深めることは重要ですが、訪問看護では、療養者の価値観や多様性を尊重しながら、人の生活を深く捉えて看護を提供することの大切さを学生が理解できるよう、学生に言葉をかけます。教員が回答を示すのではなく、

「なぜ、この療養者は自宅での生活を続けたいと思っているのか」「なぜ、この療養者は病気が悪くなるとわかっていながら、生活習慣を変えられないのか」「療養者の生活行動を改善するにはどんなアプローチをすればよいのか」など、折に触れて学生に問いかけ、学生が自ら考えられるように導きます。

❹ グループ学生指導

看護計画立案型実習のグループ学生指導では、学生のアセスメント内容や看護計画などをグループの仲間で見比べることによって、学生が自身の対象者の捉え方が適切なのか、他の同級生と比べてどのような点が不足しているのか、学習を深めることができます。同じグループ内の学生の成果物の水準がそれほど違わない場合は、共通する改善すべき点やよい点を教員が率直に述べるとよいかもしれません。

グループの中で学生の成果物が 1 人だけ水準が突出して低い場合は、学生の性格や学習姿勢に関する個性を考慮して、カンファレンスなどの他の学生がいる場でコメントをするより、個別に学生にコメントや提案をしたほうが効果的なことがあります。しかし、多くの学生にとっては、1 人で学ぶより、同級生の成果物を見ながら、真似ができる部分はないか、違いは何か、工夫をしながら学ぶことのほうが有意義です。

Ⅴ　看護実践提供型実習の企画・方法

1　到達目標の設定

看護実践提供型実習の場合、受け持ち利用者に対して看護計画を立案したうえで、学生の立場でできる看護実践を実習指導者の見守りのもと、実施します。利用者に対するアセスメントや看護計画等が不十分なまま学生がケアを行うことには、意味がありません。したがって、看護実践提供型実習は、看護計画立案型実習の内容に上乗せすることが原則であり、各到達目標について一層深く学習することになります。

❶ 訪問看護の役割を理解する

看護計画立案型実習と同様に、学生は受け持ち利用者に提供されている訪問看護内容や技術の特徴を学びます。受け持ち利用者と同様の疾患・ケアを提供している利用者への訪問看護内容を比較検討しながら学ぶことができます。

2 他の職種・機関の機能と連携方法を理解する

　看護実践提供型実習では、受け持ち利用者に関連する訪問看護以外のサービスや他の職種とのかかわりを学ぶ機会が増えます。また、サービス担当者会議などに単発で参加すること以外に、多職種連携のかかわりを行ったあと、どのような経過になったのか学ぶことを学習目標として設定することができます。

3 在宅療養者・家族の生活と健康状態を理解する

　看護計画立案型実習と同様に、受け持ち利用者に対して看護計画を立案できるように、詳細な情報を系統的にアセスメントし具体的な到達目標を設定します。また、受け持ち利用者以外の対象者・家族の生活と健康状態を比較検討しながら、対象理解を進める目標を設定することもできるでしょう。

4 在宅療養者・家族への看護計画を立案する

　看護計画立案型実習と同様に、受け持ち利用者に対する看護計画を立案します。利用者の全体像を捉えた看護計画を立案することが基本です。しかし、実習期間中に立案したすべての看護計画を学生が実施することは不可能なため、一部の看護計画を実施することを目標とした設定が必要です。

5 在宅療養者・家族に看護実践を提供する

　受け持ち利用者に対して、学生が看護計画に基づき、一部の看護実践に関する具体的手順を明確にしたうえで提供し、評価することを目標にあげます。

② 実習企画・方法の実際

1 実習内容・スケジュール

　看護実践提供型実習の場合も看護計画立案型実習と同様に、受け持ち利用者は実習期間中に複数回の同行訪問ができる事例であることが必要です。理想的には実習期間中に4〜5回程度、少なくとも3回以上の訪問が予定されている利用者を受け持ちとすることが望ましいです。受け持ち利用者としては、状態が安定し、毎回の訪問看護内容がルチーン化している対象者であるほうが学生は学習しやすいかもしれません。

　看護実践提供型実習の場合、1単位（5日間）では実習期間中に学生が看護実践を提供することは難しく、2単位（10日間）あれば、学生は余裕をもって目標に到達できるでしょう。ただし、実習施設の状況や学生の習熟度によっては、看護実践提供型実習について1.5単位分（7.5日間）を確保すれば、到達目標を達成できるかもしれません。

　看護実践提供型実習のスケジュール例を表6に示します。このスケジュール例では、受け持ち利用者への訪問を4回、受け持ち以外の利用者への訪問を13件、退院前カンファレンス

表 6　看護実践提供型実習の実習内容・スケジュール例（2 単位）

		実習内容	実習施設	学習の進捗
1 日目	AM	訪問看護同行（1 件目）	訪問看護ステーション	受け持ち利用者の情報を記録や説明から収集する　　情報収集
	PM	訪問看護同行（2 件目）		
2 日目	AM	訪問看護同行（3 件目）	訪問看護ステーション	受け持ち利用者のアセスメントを行い、関連図を作成する　　アセスメント案作成
	PM	訪問看護同行 ：受け持ち利用者 　1 回目訪問 中間カンファレンス－1		
3 日目	AM	退院前カンファレンス参加	訪問看護ステーション	アセスメント・関連図を修正し、看護計画案を作成する　　アセスメントの明確化　　看護計画案作成
	PM	学内学習	学内	
4 日目	AM	訪問看護同行（4 件目）	訪問看護ステーション	
	PM	訪問看護同行 ：受け持ち利用者 　2 回目訪問		
5 日目	AM	訪問看護同行（5 件目）	訪問看護ステーション	最終的な看護計画等を明確にする　　看護計画の明確化
	PM	訪問看護同行（6 件目） 中間カンファレンス－2		
6 日目	AM	訪問看護同行（7 件目）	訪問看護ステーション	受け持ち利用者の看護手順を明確にする　　看護手順の明確化
	PM	訪問看護同行（8 件目） 中間カファレンス－3		
7 日目	AM	訪問看護同行（9 件目）	訪問看護ステーション	受け持ち利用者に看護実践を提供し、必要に応じて看護手順を修正する　　看護実践の提供と　　看護手順の修正
	PM	訪問看護同行 ：受け持ち利用者 　3 回目訪問　実践		
8 日目	AM	サービス担当者会議参加	訪問看護ステーション	
	PM	訪問看護同行（10 件目）		
9 日目	AM	訪問看護同行（11 件目）	訪問看護ステーション	
	PM	訪問看護同行 ：受け持ち利用者 　4 回目訪問　実践		
10 日目	AM	訪問看護同行（12 件目）	訪問看護ステーション	実施した看護計画を評価する　　看護計画の評価
	PM	訪問看護同行（13 件目） 最終カンファレンス		

への参加を 1 件、サービス担当者会議への参加を 1 件という内容を含んでいます。実習 1～
5 日目のスケジュールは、看護計画立案型実習と同じ構成ですが、実習 6 日目に中間カンファ
レンスの 3 回目を実施し、受け持ち利用者への看護手順について検討する場を設けています。
実習 7～9 日目の間に受け持ち利用者に看護実践を 2 回提供し、必要に応じて看護手順を修正
しながら実施したうえで、最終日の 10 日目に最終カンファレンスで実施した看護計画を評価
するという手順で進められると考えます。看護実践を提供する場合、利用者の事情や意向など

により、当初想定したとおりに必ずしも進まないこともあるため、3日間（7～9日目）の時間をとることにより余裕をもって学習を進められます。

❷ オリエンテーション

看護実践提供型実習では、看護計画立案型実習と同様に、実習施設オリエンテーションを提供します。それに加えて、実習する訪問看護ステーション独自のマニュアルや看護手順書、利用者・家族に説明するためのパンフレットなどをつくっている場合は、学生が看護手順を作成するにあたり参考になりますので、オリエンテーションの際に施設側より提示していただくとよいかもしれません。

❸ 訪問看護ステーションとの交渉・打ち合わせ

看護実践提供型実習を企画する場合、看護計画立案型実習と同様に、中～大規模な訪問看護ステーションに依頼するほうが望ましいでしょう。学生が利用者に看護実践を提供することを到達目標としていますので、利用者の許諾が得にくいこと、複数のクールにわたって学生が実習する場合に同じ利用者が連続して受け持ちにならないように配慮する必要があることから、利用者数の多い実習施設のほうが安定的に実習を運営できます。

訪問看護ステーションとの打ち合わせの際、学生がどのような看護技術をどこまで提供できるのか、その範囲を実習指導者と合意しておきます。学生が実習で体験する各看護技術の到達レベルについては、看護師等養成所の運営に関する指導ガイドラインの別表13-2「看護師教育の技術項目と卒業時の到達度」などを参考にします[1]。特に、浣腸、摘便、導尿などの排泄援助技術、吸引、注射、人工呼吸器・輸液ポンプなどの医療機器の操作・管理などの技術は侵襲性が高いため、学生が実施するにあたっては、在宅という医療対応が難しい環境下であることを考慮し、施設側と十分に話し合うことが必要です。一方、褥瘡の処置のほか、体位変換、環境整備、清拭・部分浴・入浴などの清潔援助、更衣・移動の介助、服薬管理・食事管理・水分管理に関する相談援助など、日常生活援助に相当する技術は、比較的学生が体験しやすい技術でしょう。いずれにしても、リスク管理の点から、学生が技術を提供するにあたって、利用者・家族、または学生自身の安全を保障できるか、施設側と十分な打ち合わせをしておくことが大切です。また、受け持ち利用者に学生が看護実践を提供する際には、臨床経験が豊富な訪問看護師や実習指導者に同行いただけるように依頼をします。

③ 実習記録

看護実践提供型実習では看護計画を立案したうえで看護実践を行いますので、看護計画立案型実習で使用する受け持ち利用者用のフェイスシート（p.60・61、資料3-1・2）、関連図（p.62・63、資料4）、看護計画（p.64、資料5）は必要です。

それらに加えて、看護手順書（資料6）や看護実施記録（資料7）を準備します。看護基礎

資料6　実習記録：受け持ち利用者の看護手順書

学籍番号：　*NA23001*　　　　　　学生氏名：●山△子

療養者：Aさん　　　　　　　訪問日時：20○○年　5月○日（火）　*14:00～15:00*

実施する看護課題：	実施する看護内容：
#1　残存機能と意欲を活かし、立位や歩行機能を維持・促進する。	・見守りのもと、立位や歩行の時間を確保する（TP）。 ・座位での歯磨きを行う（TP）。 ・動作前に左側を含めて全体を見渡して動くように説明する（EP）。

訪問時の看護手順書：

	援助内容	時間	持参物品	療養者宅の使用物品	ポイント
①	立位や歩行に関する説明（本人・妻）	10分	学生作成のパンフレット		動作のこつ、動き方についてイラストで説明する。
②	動作前のバイタルサイン測定	3分	血圧計、パルスオキシメータ		血圧130-140/80-90mmHg以内か、脈拍70-80か、SpO₂98%以上か、把握する。
③	食卓から洗面所までの歩行介助・見守り	5分		歩行器	食卓から洗面所までの動線を確認する。
④	洗面所にて歯磨き（右手）の見守り	10分		歯磨き粉、歯ブラシ、コップ	洗面所に椅子を予め配置する。
⑤	洗面所から食卓までの歩行介助・見守り	5分		歩行器	困難感が強ければ車椅子を使用する。
⑥	動作後のバイタルサイン測定	3分	血圧計、パルスオキシメータ		血圧、脈拍、SpO₂などに大きな変化はないか、確認する。

療養者・家族に対する確認・説明事項：

・最近、歯磨きをどこでどのように行っているのかを把握する。

・屋内での起居動作や移動動作、動線について、車椅子や歩行器を使用しているのか、妻はどのような声かけや見守りを行っているのかを把握する。

・動くことに対する本人の意欲はどうかを把握する。

・麻痺側に打撲や創傷はないかを把握する。

期待する成果：

・食卓と洗面所の間を転倒せずに安定した動きで移動することができる。

・移動した後に、血圧・脈拍・SpO₂が正常範囲以内にとどまる。

・歯磨きを一人で行うことができる。

・動くことに対して、本人や家族が自信をもてる。

○○大学看護学部　地域・在宅看護学実習

資料7　実習記録：受け持ち利用者の看護実施記録

学籍番号：　*NA23001*　　　　学生氏名：●山△子

療養者：　Aさん　　　　訪問日時：*20○○年　5月○日（火）　14：00〜15：00*

実施状況と療養者・家族の反応：

① 立位や歩行に関する説明
　学生が作成したパンフレット（A4用紙1枚）にて、椅子から立ち上がる動作や歩行時に左側を含めて全体を見渡しながら動くこつについて、イラストをみせながら本人と妻に説明した。「イラストで説明してもらって、動くときのこつがわかった」と本人が話した。

② 動作前のバイタルサイン測定
　血圧＝132／88、脈拍＝72（整）、呼吸数＝12、SpO₂＝99％であった。体調はいつもと変わらずで、「最近は上の血圧が140以上にあがることはないですね」と妻が話す。麻痺側には打撲や創傷などはみられなかった。

③ 食卓から洗面所までの歩行介助・見守り
　歩行器を使いながら食卓から洗面所まで歩行した。食卓の椅子から立ち上がる際は机をもちながら、時間がかかりながらも一人で実施することができた。歩行器を使用して、洗面所までふらつきなく、移動できた。

④ 洗面所にて歯磨きの見守り
　いつもどおり、妻が歯ブラシに歯磨き粉をセットアップしたものを使い、本人自身が右手を使った歯磨きを行った。コップに自分で水をいれて、うがいを行い、歯ブラシをゆすぐことができた。

⑤ 洗面所から食卓までの歩行介助・見守り
　車椅子を使うか、学生が本人に尋ねたが、「大丈夫」と。同様に、歩行器を使いながら食卓まで移動できた。ふらつきはなく、最初の移動よりスムーズに歩行ができた。

⑥ 動作後のバイタルサイン測定
　血圧＝140／88、脈拍＝74（整）、呼吸数＝14、SpO₂＝99％であった。「訪問看護師さんがくるときは、毎回家の中を歩けるのでリハビリになる。もう少し練習したら自分でできるようになるかな」との言葉が本人からみられた。

考察：
　今日の訪問では、看護手順書の予定通り、援助をすすめることができたと考える。期待する成果のうち、「食卓と洗面所との間を転倒せずに安定した動きで移動することができる」は、毎回訪問看護のたびに屋内移動をすることが習慣づいているためか、ふらつきなどなく歩行器をもちながらスムーズに移動できていたと思う。動作の際には、意識して、左側をみていたため、パンフレットで説明した内容を理解していただいていると思った。期待する成果の「歯磨きを一人で行うことができる」については、セットアップをすることにより一人で遂行することができた。
　また、移動前後のバイタルサインは正常範囲以内で大きな変化はなかった。動作後にバイタルサインを測定したときにAさんから「もう少し練習したら自分で歩けるかも」との言葉も聞かれ、Aさんは少しずつ自信をもてるようになっているのかもしれないと感じた。次の訪問でも同じように、継続して看護師の見守りのもと、屋内での歩行を勧めることが望ましいと考える。しかし、今回の訪問では、妻に感想をきくことができなかったため、妻はAさんが屋内で車椅子なしで移動することをどのように思っているのか、次の訪問できいてみたいと思った。

○○大学看護学部　地域・在宅看護学実習

教育においては、学生は看護過程の全体の流れを知る必要があり、対象者のニーズ全体を把握し、看護計画を立案する思考の基盤をつくることが重要です。つまり、例えば実習中に学生が実施できる一部の看護計画のみを立案することは、学習上、意味をなしません。しかし、看護計画のなかには、長期にわたって提供し続ける必要のあるものもありますし、学生が実習期間に立案した看護計画をすべて行うことは実際には不可能です。したがって、実習のなかでどの看護計画を学生が実施するのか選ぶようにします。

　また、初学者である学生は、当該の看護実践内容について順を追って遂行できるように、あらかじめ詳細な手順書をつくることで安定した学びができます。看護手順書（p.70、資料 6）の例に記載しているように、例えば、立案した看護課題の一部「残存機能と意欲を活かし、立位や歩行機能を維持・促進する」に着目し、そのうち「見守りのもと、立位や歩行の時間を確保する（TP）」「座位での歯磨きを行う（TP）」「動作前に左側を含めて全体を見渡して動くように説明する（EP）」などの実践内容に絞って、手順書をつくるとよいでしょう。その際には、学生自身が当該の訪問で期待する成果をあげておくことにより、実施する看護手順のねらいが明確になります。また、実施したあとの看護実施記録（p.70、資料 7）では、実施状況と療養者・家族の反応を記載したうえ、期待する成果にしたがって、学生が考察します。

4　実習指導方法

■1 事前学習課題の提示

　看護実践提供型実習では、看護計画立案型実習と同様に、実習地域の特性、社会資源に加え、実習施設利用者に多い疾患や障がい、在宅医療やケアの方法、サービス内容などを学生は事前に学習します。また、事前に受け持ち利用者の概要となる情報を学生が把握することによって、能率的に学習が進みます。

　それに加え、看護実践提供型実習では、訪問看護でよく提供されている看護技術を学生が自分でできるように復習しておくことが大切です。訪問看護における医療処置や日常生活の援助に関する技術については、すでに演習科目で学習していることがほとんどですが、実習直前に改めて学内の実習室で学生が自己学習できるように、事前学習の機会をもたせます。

■2 実習ラウンド

　実習ラウンド時には、見学型実習や看護計画立案型実習と同様に、実習期間の学生の訪問予定はどのようになっているのかを把握し、実習指導者等に状況に応じた提案をしながら、学習環境を整えます。看護実践提供型実習では、一般的に実習期間が長いため、学生も施設に慣れるというメリットがあります。実習開始直後は、頻繁にラウンドをしたほうがよいこともありますが、学生が環境に慣れた時点では、そのメリットを活かして、実習ラウンドを控えたり、逆に学生にどのタイミングで教員にラウンドしてほしいかなどを尋ねることで、学生の主体性を促します。

3 個別学生指導

　看護実践提供型実習では、看護計画立案型実習と同様に、学生が受け持ち利用者の全体像やケアニーズを捉えたうえで、学生が適切に看護実践を行えるように導くことがポイントです。

　受け持ち利用者に看護実践を行うことそのものにとらわれすぎて、その看護実践の意義を学生自身が理解できていなければ意味がありません。また、実践しようとする内容について、学生自身が具体的な手順を明確にする必要があります。教員は学生に対して、「なぜその看護実践を行う必要があるのか」「その看護実践を行うことで受け持ち利用者にどのような意義があるのか」「看護実践を行うことにより、起こりうるリスクは何か」などを問いかけ、看護の根拠を明確にします。そのうえで、「看護実践をどのような手順で行うのか」「看護実践を行うためにはどのような準備が必要か」「看護実践に必要な物品は何か、その物品は利用者宅にあるものを使用するのか、もしくは持参するのか」「訪問のなかでどのくらいの時間を必要とするのか」など、具体的な手法について学生に問いかけて、学生が自分で考えられるように導きます。

　訪問看護の場合、利用者と訪問看護ステーションで契約した訪問時間がありますが、学生が時間内に計画した看護を実施できないこともあるかもしれません。その場合は、同行する訪問看護師に協力を求めます。教員が学生の看護実践の実現可能性をよく見極めて、学生の準備状況にしたがって適切な学習目標を提案することが重要です。

4 グループ学生指導

　看護実践提供型実習のグループ学生指導では、学生のアセスメント内容や看護計画のほか、看護手順や実施した看護実践の評価について、グループ内で共有するとよいでしょう。学生が実習で体験できる実践は限られており、同級生の看護実践内容をグループで共有することで、学生は幅広く学習を深めることができるメリットがあります。また、実施した看護実践を評価する際は、教員のみではなく、同行した訪問看護師にカンファレンスに参加していただき、グループ学生指導の場でコメントを提供するほうがよいこともあります。グループ間で学生が学習内容を共有することにより、同様の疾患や障がいのある利用者であっても看護実践の手法が異なることや同様の効果をねらった看護実践であっても看護の手順が異なることなど、学生が訪問看護の多様性を学ぶことができます。

引用文献

1）　勝又浜子，加藤典子，清水嘉与子他編：看護師養成所の運営に関する指導ガイドラインについて．看護法令要覧令和5年版，pp.112-160，日本看護協会出版会，2023.
2）　河野あゆみ編：強みと弱みからみた　地域・在宅看護過程＋総合的機能関連図，第2版．医学書院，2023.

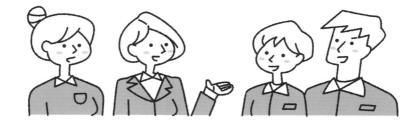

「看護計画立案型実習」の
実習要項（例）

地域・在宅看護学実習要項

I 実習目的・目標

1 開講年次・単位数

3 年次後期〜4 年次前期、必修、1 単位（45 時間）

2 実習目的

　在宅療養者とその家族の健康と生活の特性を理解したうえで、看護過程の展開方法と看護の実際を学ぶ。在宅療養を支えるための訪問看護ステーションの役割と機能、医療・介護保険などの社会保障、ケアの連携・協働について学び、基礎的な看護実践力を修得する。

3 実習目標

1）　在宅療養者と家族の健康と生活を理解する。
2）　在宅療養者と家族に対する看護上のニーズを把握し、看護計画を立案する。
3）　在宅療養者と家族に対する計画にもとづいた看護実践を学ぶ。
4）　地域の社会資源の活用方法とチームケア、多職種連携を理解する。
5）　訪問看護ステーションと訪問看護師の役割について学ぶ。

Ⅱ　実習方法

1　実習施設・期間

　〇〇市内の訪問看護ステーション〇か所で実施する。実習施設・期間は学生配置表で確認する。

2　実習スケジュール

1）実習時間は原則として、9時から17時とする。
2）下記のスケジュールで実習を行う。

月	火	水	木	金
臨地	臨地	帰校日	臨地	臨地
実習指導者と打ち合わせ 訪問事例の情報収集	中間 カンファレンス	担当教員による指導		最終 カンファレンス

Ⅲ　実習の進め方

1　事前学習

1）　介護保険制度やその他関連する制度・社会資源について復習する。
2）　訪問看護の利用者に多い疾患や治療・看護について復習する。
3）　実習室にて（〇月〇日～〇日まで開放）、血圧測定、おむつ交換、体位変換の方法を復習する。
4）　実習要項をオリエンテーションまでに熟読し、疑問点などはオリエンテーション時に確認する。
5）　各自の実習で学びたい内容を明確にし、自己紹介用紙【様式1】を記入しておく（以下、【　】内の数字は様式番号を示す）。

2　オリエンテーション

1）　学内オリエンテーション
- ・日時：〇月〇日（〇）3限・4限　　　　場所：講義室1
- ・内容：実習内容に関する説明、自転車の乗り方などに関する交通講話などを含む。
2）　実習施設オリエンテーション
- ・日時・場所：別紙を参照のこと。
- ・内容：実習指導者から実習施設の概要（設置主体、理念、訪問エリア、スタッフ内訳など）、訪問看護の特徴、利用者と家族の特徴、実習上の注意などの説明を受ける。
　学生は自己紹介用紙【1】を用い、実習指導者に自己紹介と実習で学びたい内容を発表する。

3　実習計画と訪問の準備

1）　実習初日に、実習目標を実習指導者等に伝える。
2）　実習初日に、訪問予定者と訪問看護師を把握する。
3）　可能な範囲で事前に訪問予定対象者の情報を記録物や担当看護師から把握する。
4）　訪問に同行する看護師、訪問時間、場所、交通手段、持参するものを確認する。
5）　訪問の準備も同行看護師とともにできるだけ実施する。

4　同行訪問

1）　訪問は看護師と同行する。
2）　看護ケアについては、看護師と療養者・家族の承諾を得たうえで、積極的に実践する。
3）　訪問時の使用物品の後始末や整理等もできるだけ同行看護師とともに実施する。
4）　訪問内容については、受け持ち事例は訪問記録【3-5】、受け持ち以外の事例は訪問記録【5】に記入する。

5　受け持ち事例の看護計画の立案

1）　受け持ち事例は、実習の前週の水曜日〇時に〇〇に集合し、情報提供を受け、決定する。
2）　看護計画立案のために収集した情報は記録【3-1】【3-2】を用いて、整理する。事例の全体像を把握するために関連図【3-3】を作成する。

3) 帰校日（水曜日）までに、受け持ち事例の看護計画を立て、各担当教員の指導を受ける。指導の時間や場所などについては学生から各担当教員に確認すること。

4) 訪問看護計画【3-4】を立案する。看護計画は、最終カンファレンス時に発表する。

5) 最終カンファレンスで得た助言をもとに看護計画を完成させる。

⑥ カンファレンス

1) 原則としてカンファレンスの時間は1人15分程度とし、学生が主体的に行う。

2) 中間カンファレンス

受け持ち事例の状況を説明し、看護課題と長期目標の明確化に至ったプロセスを発表し、意見交換を行う。資料として、【3-1】【3-2】【3-3】を準備する。

3) 最終カンファレンス

中間カンファレンス後に追加・修正した内容の説明と看護計画を発表し、実習指導者と担当教員から助言を得る。資料として、内容を追加・修正した上記資料と【3-4】を準備する。

⑦ 実習態度

1) 実習施設では訪問のみではなく、訪問看護ステーションの様子、電話対応、スタッフ間のコミュニケーションやミーティングなど業務を展開するうえで工夫されていることを学び取る姿勢で臨む。

2) 療養者や家族のプライバシー保護や個人情報の取り扱いには十分留意する。

Ⅳ 実習記録

1) 実習中は毎日、実習目標【2】、実習日誌【4】、を記録する。随時、受け持ち事例に関する記録【3】、訪問記録【5】、ケア会議記録【6】を記録する。記録提出までに実習のまとめ【7】を記録する。実習3日目と実習終了時に自己評価表【8】を記録する。

2) 実習指導者に、原則翌朝にグループでとりまとめ、提出用ファイルに記録を入れて提出する。実習最終日には、提出したすべての記録を必ず持ち帰る。

3) 実習終了後の実習記録は、実習終了翌週の金曜日13時まで（厳守）に、表紙をつけて下記の順番に綴じ、所定の場所に提出する。提出が遅れた場合は評価対象としない。

様式	記録用紙の種類	枚数	記入方法
【1】	自己紹介用紙	1	学内オリエンテーションまでに記入。
【2】	実習目標	1	実習施設オリエンテーション後に記入。
【3-1】	受け持ち事例のフェイスシート1	1	随時記入。 カンファレンス時の資料とする。
【3-2】	受け持ち事例のフェイスシート2	1	
【3-3】	受け持ち事例の関連図	2	
【3-4】	受け持ち事例の訪問看護計画	4	
【3-5】	受け持ち事例の訪問記録	2	受け持ち事例の事例を訪問毎に記入。
【4】	実習日誌	2	実習初日から毎日記入。
【5】	訪問記録（受け持ち事例以外）	8	受け持ち事例以外の事例を記入（一日3事例まで）。
【6】	ケア会議記録	1	サービス担当者会議、退院支援等の見学時記入。
【7】	実習のまとめ	1	実習終了時に記入。
【8】	自己評価表	1	3日目と実習終了時に記入。

Ⅴ　評　価

実習内容、実習参加態度、実習記録、出席状況から総合的に評価を行う。

Ⅵ　留意事項

1　欠席・遅刻他の連絡

1）　やむを得ず欠席・遅刻の場合は、実習施設の所長または実習指導者と教員に連絡する。道中や実習中に支障が起きた場合は、速やかに緊急用携帯電話に連絡をとる。**緊急用携帯電話：〇〇〇-〇〇〇-〇〇〇**

2）　後日、「欠席届」「遅刻届」「早退届」を担当教員に提出する。

3）　就職試験など事前にわかっている場合は、早めに担当教員に連絡し「欠席届」を提出する。

4）　体調不良による欠席の場合は後日診断書を提出する。

② 物品貸与

1) 貸与物品は、レインコート、名札等である。オリエンテーション終了時に実習室に取りに行く。
2) 物品貸し出し時には、貸し出し簿に物品の番号と氏名などを入力する。
3) 感染予防物品は各自で準備・管理する。マスクとフェイスシールド（必要時使用）は持参する。
4) 貸し出し物品は、所定の日程までに実習室に返却し、物品貸し出し簿に返却のチェックをする。

③ 実習時の服装・身だしなみ

1) 服装は、露出度の高いものは避け、動きやすく清潔感のあるものとする。原則として、ポロシャツとジャージとし、更衣は必ず実習施設で行う。
2) 靴は着脱しやすく、運動靴など自転車に乗りやすいものとする。靴下は清潔なものを着用し、ストッキングは着用しない。
3) 訪問時には靴の揃え方など気をつける。
4) 頭髪、化粧、爪の手入れなどは健康的に清潔なものとし、装飾品は身につけない。
5) 名札は大学名と氏名を記載し、正しく着用する。

④ 実習時の持ち物

1) 昼食・タオル・着替えの靴下、水分補給のお茶、帽子等を適宜持参する。
2) 雨天時にはレインコートと濡れたレインコートやかばんを被うビニール袋などを適宜持参する。
3) 実習時の荷物はできるだけ少なくする。
4) 訪問時は各自で訪問用のかばんを用意する。紙袋やビニール袋は不可とする。訪問先に必要な物以外は持っていかない。
5) 貴重品は各自で管理する。
6) 携帯電話をもつことは可能とするが、実習中は携帯電話の電源は切っておく。また、実習中、実習施設に連絡が必要なこともあるので、各自実習施設の電話番号を控えておく。

情報の取り扱い

1）　記録やメモには対象者名 ID で記録する。また、利用サービス名、施設名などは仮名（例：A 訪問看護、B 病院）で記録し、個人が特定される情報（実名、生年月日、住所など）は記録しない。

2）　対象者に関するメモや実習記録は訪問先に持参しない。また、それらを電車などに忘れる、紛失するなどないように注意する。

3）　実習施設への道中などで対象者や施設等の情報などについて、むやみに話をしないなど情報の漏洩に注意する。

4）　個人情報や実習にて知った事柄は、実習目的以外で使用することを禁止する。それらの情報をインターネット上（ホームページ、ブログ、ツイッター、LINE など）に書き込むことは禁止する。

5）　対象者に関するメモや実習記録は、実習終了後、個人情報の保護に配慮して厳重に保存するか、再現不可能な状態にして破棄する。

6）　個人情報の紛失、漏洩等、情報の取り扱いに問題が生じた場合、担当教員に速やかに報告する。

 その他

1）　実習施設で使用する机や部屋は整理整頓と清潔に留意し、使用前の状態に復元して退室する。

2）　事故発生時・交通ストライキ・台風時などの対応は大学が定める実習要項に準ずる。

3）　感染防止対策として、日常から手洗い・うがいなどを励行する。

4）　感染症に実習前・中・後（潜伏期間に応じる）に発症した場合、教員や実習指導者に報告する。

5）　実習中は毎朝起床後の体温を測定するなど体調を観察し、体調管理を行う。異常を確認した場合は速やかに担当教員に報告し指示を受ける。

様式 1 自己紹介用紙

実習施設；＿＿＿＿＿＿＿＿＿＿＿＿＿＿＿＿＿＿＿＿＿＿＿＿＿

学籍番号：　　　　　　　フリガナ
　　　　　　　　　　　学生氏名：　　　　　　　　　　　　　　　　性別；男・女　年齢；　　　歳

実習期間；　　　月　　　日　曜日 ～　　　月　　　日　曜日

1　希望する訪問対象者の特徴(傷病名、医療ケア、家族構成など)を書いてください

2　実習で見学・実施したい在宅看護の援助内容について書いてください

3　実習の到達目標

4　その他

□　アレルギー(猫・犬・鳥・他・食べ物)の有無　　□　なし　　□　あり[　　　　　　　　　　　　　]
□　自転車運転の可否　　　　　　　　　　　□　運転できる　　□　運転できない

○○大学看護学部　地域・在宅看護学実習

様式 2　実習目標

	日々の実習目標	受け持ち事例の看護計画に対する目標 （情報収集や計画立案を含む）
学籍番号：　　　　　　　学生氏名：		
月　　日 曜日		
月　　日 曜日		
月　　日 曜日		
月　　日 曜日		

〇〇大学看護学部　地域・在宅看護学実習

様式 3-1 受け持ち事例のフェイスシート 1

学籍番号：　　　　　　学生氏名：

療養者ID（No.　　）

| 【疾患・病態・症状】 | 疾患・医療ケア | 【全身状態・主な医療処置】 |

【疾患・病態・症状】

主疾患：

既往歴：

経過(訪問開始までと，訪問開始後から受け持ちまでの経過) ：

【医療ケア・治療】

服薬(薬剤名・介助の有無) ：

治療状況：

訪問看護内容：

疾患・医療ケア

【全身状態・主な医療処置】

基本情報：
　年齢：　　歳　性別：男・女　要介護度：
　障害高齢者自立度：　認知症高齢者自立度：

※症状・医療処置を図に記入（医療処置は四角で囲む）

【活動への参加・役割】
家族との交流，家庭内の役割：

近隣者・知人・友人との交流：

外出(頻度や目的) ：

余暇活動：

【生活活動】
食事摂取：　　　　　水分摂取：

活動・休息(一日の過ごし方，休息状況) ：

生活歴(職歴やライフイベント) ：

嗜好品：

活　動

【生活動作】(自立状況や介助の状況)

基本的日常生活動作：

食動作

排泄

清潔

更衣
整容

移乗
移動

意思疎通

手段的日常生活動作

調理

買い物

洗濯

掃除

金銭管理

交通機関

○○大学看護学部　地域・在宅看護学実習

様式 3-2 受け持ち事例のフェイスシート 2

学籍番号:	学生氏名:

【療養環境】

住環境（主な行動範囲内の間取り図）：

地域環境：

住まいの形態：

【社会資源】

サービス利用：

	月	火	水	木	金	土	日
A M							
P M							

福祉用具（　　　　　　　　　　　）

保険・制度の利用：

【経済】

世帯の収入源：　　　　　生活困窮度：

環 境

【ジェノグラム】

【家族の介護協力体制】

【エコマップ】（家族・近隣・社会とのつながり）

理解・意向

【本人の理解・意向】

本人

【志向性】

生活の志向性：

性格・人柄・人づきあいの姿勢：

【自己管理力】

自己管理力：

情報収集力：

自己決定力：

【家族の理解・意向】

続柄（　　　）

役割・志向性など：

【他の家族の理解・意向】

※続柄，役割，理解・意向を記入

〇〇大学看護学部　地域・在宅看護学実習

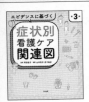
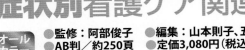

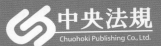
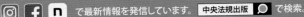

臨地実習の強い味方!

実習先ごとの特徴や注意点、看護過程を展開するためのポイントなどをわかりやすく整理。マナーや心構え、実習で困ったときのQ＆Aや事例も豊富に紹介しました。

地域・在宅看護実習ハンドブック

●編集：尾﨑章子　●B5判／186頁
●定価2,200円（税込）　●2021年12月刊行　ISBN 978-4-8058-8389-1

ためし読み

精神看護学実習ハンドブック

●監修：一般社団法人日本精神科看護協会
●編集：草地仁史、中村博文、畠山卓也、三谷梨絵子、若井亮治
●B5判／226頁　●定価2,200円（税込）　●2022年9月刊行　ISBN 978-4-8058-8771-4

ためし読み

老年看護学実習ハンドブック　新刊

●編集：濱吉美穂　●B5判／224頁
●定価2,200円（税込）　●2023年6月刊行　ISBN 978-4-8058-8896-4

ためし読み

小児看護学実習ハンドブック　新刊

●編集：泊 祐子、岡田摩理　●B5判／約190頁
●定価2,200円（税込）　●2023年7月刊行　ISBN 978-4-8058-8909-1

ためし読み

母性看護学実習ハンドブック　新刊

●編集：細坂泰子　●B5判／約200頁
●定価2,200円（税込）　●2023年8月刊行　ISBN 978-4-8058-8920-6

ためし読み

成人看護学実習ハンドブック　新刊

●編集：上谷いつ子　●B5判／256頁
●定価2,420円（税込）　●2023年8月刊行　ISBN 978-4-8058-8930-5

ためし読み

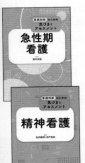
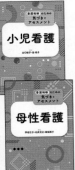
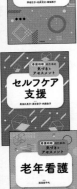

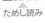

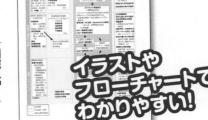

看護学生のための わかりやすい 法律・制度 新刊

ISBN 978-4-8058-8814-8

著：望月聡一郎

A5判／330頁
定価2,860円（税込）

2023年2月刊行

苦手意識を持ちやすい法律・制度をとことんわかりやすく解説！国試の過去問も収載。

看護診断の 看護過程ガイド

ゴードンの機能的健康パターンに基づくアセスメント

ISBN 978-4-8058- 8748-6

編集：上野栄一
　　　西田直子

AB判／240頁
定価2,970円（税込）

2022年8月刊行

情報収集から正確な看護診断をどのように導くかをわかりやすく事例で解説！

看護にいかす 文献検索入門

学び続けるための情報探索スキル

ISBN 978-4-8058-8406-5

著：富田美加
　　松本直子

B5判／182頁
定価2,200円（税込）

2021年12月刊行

情報を効率的に検索・入手するためのノウハウを実際の検索画面でわかりやすく解説！

精神科看護 ポケットガイド

ISBN 978-4-8058-8773-8

編集：川野雅資

新書判／256頁
定価2,420円（税込）

2022年9月刊行

臨床で役立つ161項目を、エビデンスに基づいた最新の内容で解説！

看護のための 検査値の見かた ポケットガイド

ISBN 978-4-8058- 8774-5

編集：
東京女子医科大学
附属足立医療セン
ター看護部

新書判／326頁
定価2,200円（税込）

2022年12月刊行

基準値・異常値にとどまらず、検査の目的や結果を読み解くポイントを整理！

ナースのための レポートの書き方 第2版

仕事で使える「伝わる文章」の作法

ISBN 978-4-8058-8102-6

著：水戸美津子

A5判／104頁
定価2,200円（税込）

2020年3月刊行

会議録や研修報告書等の書き方、Power Pointのスライド作成のコツを解説！

改訂 身近な事例で学ぶ 看護倫理

ISBN 978-4-8058-8118-7

著：宮脇美保子

A5判／184頁
定価2,200円（税込）

2020年3月刊行

日常的なジレンマに悩む看護師や看護学生に倫理的な考え方・行動を示す一冊。

新版 精神看護学

ISBN 978-4-8058-8177-4

監修：
一般社団法人
日本精神科看護
協会
編集：遠藤淑美
　　　末安民生

B5判／502頁
定価3,960円（税込）

2020年7月刊行

基礎的な知識や理論をわかりやすく解説した「精神看護学」のテキスト。事例を多数収載。

公衆衛生看護学 第3版

ISBN 978-4-8058-8388-4

編集：上野昌江
　　　和泉京子

B5判／650頁
定価4,180円（税込）

2021年12月刊行

2022年度からの新カリに対応した、「地域・在宅看護論」でも活用できるテキスト。

様式 3-3　受け持ち事例の関連図

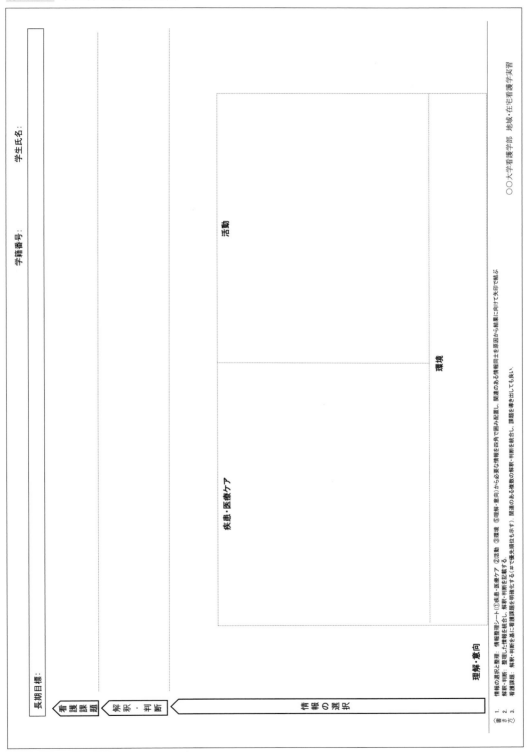

長期目標：

看護課題

解釈・判断

情報の選択

理解・意向

疾患・医療ケア

活動

環境

学籍番号：　　　　　　　　　　　　　　学生氏名：

〈書き方〉
1.　情報の選択と整理：情報整理シート（①疾患・医療ケア ②活動 ③環境 ⑤理解・意向）から必要な情報を四角で囲み配置し、関連のある情報同士を原因から結果に向けて矢印で結ぶ。
2.　解釈・判断：整理した情報を統合し、解釈・判断を記載する。
3.　看護課題：解釈・判断を基に看護課題を明確化する（#で優先順位をも示す）。関連のある複数の解釈・判断を統合し、課題を導き出しても良い。

〇〇大学看護学部 地域・在宅看護学実習

様式 3-4 受け持ち事例の訪問看護計画

学籍番号： 学生氏名：

【優先順位； 位】

【看護課題】	【看護計画】
【短期目標（評価時期）】	

【優先順位； 位】

【看護課題】	【看護計画】
【短期目標（評価時期）】	

【看護課題】 関連図にて導いた看護課題を記述する。
【短期目標（到達時期）】 看護課題を解決して期待される成果を短期目標とし、箇条書きする。（ ）内に到達時期を記載する。
【看護計画】 ①OP（観察測定）、②TP（直接的ケア）、③EP（教育や調整内容）に分けて記載する。

○○大学看護学部　地域・在宅看護学実習

様式 3-5　受け持ち事例の訪問記録

学籍番号:　　　　　　学生氏名:

訪問日:　　年　月　日

その日の訪問目的:

訪問時の状況	看護内容:	本人や家族の反応:
	アセスメント:	今後の計画:
考察		

訪問日:　　年　月　日

その日の訪問目的:

訪問時の状況	看護内容:	本人や家族の反応:
	アセスメント:	今後の計画:
考察		

○○大学看護学部　地域・在宅看護学実習

様式4　実習日誌

	学籍番号：　　　　　　　　学生氏名：

実習　　　日目（　　　年　　月　　　日）

【実習の考察】（実習場での体験から学んだことに考察を加えて、整理して論じること）

実習　　　日目（　　　年　　月　　　日）

【実習の考察】（実習場での体験から学んだことに考察を加えて、整理して論じること）

○○大学看護学部　地域・在宅看護学実習

様式5　訪問記録（受け持ち事例以外）

		学籍番号：		学生氏名：		
【療養者ID：　　】			訪問日：　　年　　月　　日			
性別	男・女	主疾患：		要介護度		認知症の程度(*2)
年齢	歳			寝たきり度(*1)		利用保険(*3)

経過　（訪問看護開始までと、訪問開始後から訪問日まで）：

医療状況： ・医療処置 ・服薬 ・その他	社会資源の利用状況： ・訪問看護　　／週　　・訪問診療　　　／週 ・訪問介護　　／週　　・通所リハビリ　　／週 ・通所介護　　／週　　・訪問リハビリ　　／週 ・訪問入浴介護　　　　／週 ・短期入所生活介護　　／月 ・家政婦・ボランティア　　／週 ・その他（　　　　　　　　　　　　　　　）
家族状況： ・家族構成 ・介護者の状況	日常生活行動： ・食事 ・排泄 ・清潔 ・移動

訪問看護における長期目標：

その日の訪問目的：

訪問時の状況	看護内容：	本人や家族の反応：
考察	アセスメント：	今後の計画：

*1:障害老人の日常生活自立度判定基準　*2:認知症老人の日常生活自立度判定基準　*3:訪問看護を利用している保険

○○大学看護学部　地域・在宅看護学実習

様式6　ケア会議記録

	学籍番号：　　　　　　　　　学生氏名：
実施日時	年　　　月　　　日（　　）　　時　　分〜　　時　　分
実施場所	
会議等の名称	□サービス担当者会議　　□退院支援カンファレンス　　□その他[　　　　　　　]
参加者	
会議の目的	

事例の状況・会議等で話し合ったこと、見学した内容

学び・考察

○○大学看護学部　地域・在宅看護学実習

様式 7　実習のまとめ

学籍番号：　　　　　　　　　学生氏名：

施設名；

（自己の到達目標に沿って、実習期間中に学んだ内容を整理して記述してください。）

指導者コメント

○○大学看護学部　地域・在宅看護学実習

様式8　自己評価表

学籍番号		学生氏名	
実習施設			

出席すべき日数 / 出席日数　□1 □2 □3 □4 □5 □6 □7 □8
実習クール / 実習日数
実習 3日目　実習 終了後

	実習目標	評価基準 A：目標以上	B：目標達成	C：あと少し	D：努力が必要
1	在宅療養者と家族の健康と生活を理解する	療養者と家族の今後の変化を説明できる	療養者と家族の健康と生活を関連付けて説明できる	療養者と家族の健康と生活を説明できる	説明できない
2	在宅療養者と家族のニーズに対する看護上のニーズを把握し、看護計画を立案する	療養者と家族のニーズに基づいた具体的で個別性のある看護計画を立案できる	療養者と家族のニーズに基づいた看護計画を立案できる	療養者と家族のニーズを説明できる	説明できない
3	在宅療養者と家族に対する計画にもとづいた看護実践を学ぶ	同行訪問時に実践した看護を評価し、今後の支援を説明できる	同行訪問時に実践された看護の目的と内容、その反応の方法を説明できる	同行訪問する在宅療養者と家族への看護実践できる	説明できない
4	地域の社会資源の活用方法とチームケア、多職種連携を理解する	地域包括ケアにおける多職種連携の方法を説明できる	実習地域における多職種連携を説明できる	実習地域における社会資源の内容を説明できる	説明できない
5	訪問看護ステーションと訪問看護師の役割について学ぶ	訪問看護ステーションの役割を踏まえて、訪問看護師の役割を説明できる	訪問看護ステーションの特徴を踏まえて訪問看護師の役割を説明できる	訪問看護師の役割を説明できる	説明できない
6	実習への取り組み	自己の学習課題を明確にし、主体的に学習した	積極的にカンファレンスに参加した	実習生としての責任ある行動がとれた	取り組めない
7	記録の提出（記載）	毎日決められた期限までに提出できた	ほぼ決められた期限までに提出できた	決められた期限までに提出できた日が1日以上あった	提出できない

「地域健康サポーター実習」について

香川県立保健医療大学保健医療学部看護学科
片山陽子

　香川県立保健医療大学では、地域の人々の健康で幸福な生活の実現に貢献する自律性と創造性が発揮できる人材の育成を目指して、2020年度の入学生から展開している新たなカリキュラムにおいて、「地域健康サポーター実習」を実施しています。本実習は、2年次から4年次までの3年間で、学生が自由時間を用いて自ら実習計画を立案し実施する形態で、次のような特色をもって行っています。

①地域住民の健康生活を支援するための「地域健康サポーター」として、学生自ら地域住民との活動を企画・運営・実施すること

②地域においてさまざまな形態で実施されている保健医療福祉の活動や住民活動に主体的に参加し、体験型の学修を行うこと

③学年を超えた交流と学生間の支援・相談を経験し、学生相互の学び合いを体験すること

　この実習は、多様な活動体験、さまざまな人との触れ合いのなかで、地域の人々の暮らしに寄り添う支援のあり方と生活者としての対象を理解するための貴重な学修と位置づけ、2単位の必修科目として設定しています（本学の実習単位は、臨地実習23単位と本実習2単位を併せて合計25単位で構成されています）。

学生の取り組み

　ここ3年間の状況では、2単位10日間のうち、主な活動は2年次に実施しています。取り組み内容は、県内のさまざまな地域で行っている子育て支援や障がい児・者とのスポーツ活動、日本語を母国語としない留学生への健康支援活動、商店がない山間部での独居高齢者への弁当の宅配や買い物ツアーの同行をはじめ、2022年度は19グループの活動実績がありました（表1）。

　表1の7種類の取り組みそれぞれに、既存の活動への参加と学生が発案企画した活動が含まれています。既存の子育て支援活動に参加した学生が障がいをもつ子どもたちと触れ合うなかでお菓子づくりを企画したり、ボランティアとして参加したデイサービスで音楽好きな高齢者の方々の声に応えて演奏会を企画するなど、既存の活動を発展させながら学生発案で活動を広げています（写真①～③）。

表1 活動内容（2022年度報告分）

活動内容	グループ数
子育て支援	6
障がい者支援	6
高齢者支援	3
災害支援ボランティア	1
健康支援（健康教育企画）	1
赤十字奉仕団活動	1
日本在住外国人支援	1
合計グループ数	19

子ども食堂

クリスマス会
（子どもと親との交流）

手話サークル

車椅子バスケットボール

高齢者居場所づくりでの
演奏会・交流会

東北復興支援ボランティア
四国DMAS

地域での健康教育企画

外国人留学生のための
オンライン健康相談の開催

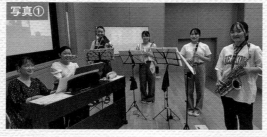

写真①

学生が企画した演奏会

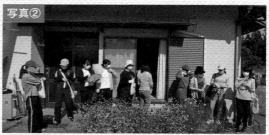

写真②

畑作業の準備をしている
学生たち

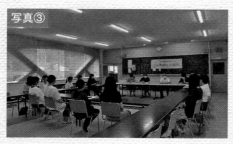

写真③

地域の関係者と学生が行う
企画会議

　活動地域も、県内のみならず県外での災害支援ボランティア活動も実施し、また、学童保育の縮小に困っていた訪問看護ステーションで看護師さんの子どもへの保育支援を行うなど、コロナ禍での影響に関連した活動も行いました。通常は複数の学生がグループで実施することが多いのですが、山間地域に住む高齢者が大切にしている畑の収穫を10名ほどで手伝った後、2名の学生が引き続き家庭訪問を何度か実施し、その方の人生の物語を聴く機会を得たこともありました。その高齢者の方の看取り後には、「学生と過ごすことができて、人生のなかでこれほど楽しかったことはなかった」と、学生と一緒に撮った写真を宝物だと繰り返し見せていたことを支援者の方から伝えていただくなど、グループ活動から個別訪問など、学生個々に多様な実践をしています。学生は地域の人々に支えられ、育てられていることを認識するとともに、地域で主体的に活動する楽しさも実感しているようです。

　本実習は2年次から4年次の3年間のなかで、土日や長期休暇中など授業日以外の時間を利用して合計10日間の活動実施を求めています。なお、多くの学生は2年次に活動日を設けているため（学生の9割は2年次に、実習日数10日間のうち8〜9日間を実施している）、3年次に進級した4月初旬に1日間をかけて2年次の1年間で実施した活動の報告会を行っています。報告会のスケジュールは、午前中は全体でのプレゼンテーション、午後はグループごとにブース形式での交流会を実施し、4年生からの支援も受けつつ3年生は2年生、1年生に対して活動紹介を行い、先輩から後輩への学年を超えた活動継承と仲間づくりの場としています。3年次の最初に実施する報告会・交流会の企画・運営も、学生が中心に実施しています（写真④〜⑥）

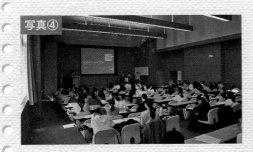

写真④

報告会の様子

3年生が報告している様子

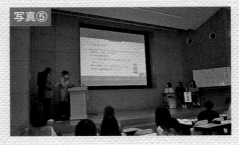

写真⑤

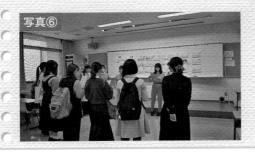

写真⑥

ブースによる交流会

教員の取り組み

　本実習は、学内の専門領域等を超えて看護学科全体で取り組む実習と位置づけています。そのため、本実習をマネジメントする主担当教員も複数領域で構成し、オリエンテーションの実施、地域で活動するための心構えなど住民の方々を講師とする講義の企画等、学生の準備性を高める支援を実施しています。主担当教員以外の教員も各々が地域において社会貢献活動を実施している自らのフィールド活動を学生に紹介し、活動事業担当として学生の参画を促すなど学生の学びの場をつくる役割を担っています。さらには、既存の活動以外に学生が企画・運営する新規活動についても担当教員を配置し、フィールドとの調整や準備・活動の実施と振り返りなど学生主体で実施できるように支援しています。

　本実習は自由時間での活動ではあるものの、教育として位置付けて必修科目で実施しており、実施前後の準備・実施・評価を行うこと、学生保険の確認も含め学生と対象となる住民の方々の安全を守る配慮と手続き確認を行うことも重要な役割です。

地域のステークホルダーとの連携

　本実習は、行政機関やNPO、地域住民等のステークホルダーとの連携と協働が欠かせません。ステークホルダーには実習オリテーションや報告会にも来学いただき、ブースでは具体的な活動を紹介いただくなど生の声を届けてくれています。そして、地域の現場においては学生に対して活動の企画や運営の助言を行っていただくなど、多くの人のかかわりによって本実習は成立しています。例えば、広報チラシを作成する機会では、地域に在住の映像クリエーターの方から助言をもらいました。買い物ツアーではスーパーの店員や食支援活動に取り組んでいる歯科医師・歯科衛生士、ボランティアと一緒に各高齢者宅に買い物の品を届けながら地域で食支援を実施する意義を考えました。

　ステークホルダーである専門職・非専門職など多様な立場の人、そこに暮らす住民の人々とのかかわりから、地域の課題や活動が必要な背景と趣旨を考え、人々とのかかわりのなかで信頼関係を築く大切さと難しさを学んでいます。実習としては2単位10日間を必修としていますが、10日をはるかに超えて自主的に活動している学生も少なくありません。一方で学生は、移動の交通費や宿泊費、活動にかかる費用は自己負担が必要であるなど実習を進めるうえで課題もあり、学内教員、地域のステークホルダーの方々と検討しながら進めているところです。

第 4 章

訪問看護ステーションにおける実習の運営

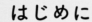

はじめに

　本章では最初に、教育機関の教員が行わなければならない実習施設となる訪問看護ステーションの探し方等について述べ、次に、実習の受け入れ先である訪問看護ステーションでの実習の進め方を詳細に述べます。実習を円滑に行ううえで双方を知ることは欠かせないものであり、必要な情報がそこにはあります。

　とくに、地域・在宅看護実習を受け入れる訪問看護ステーション側の取り組みについて詳細を示しました。他章で取り上げている内容も含まれていますが、実際の取り組みの工夫という観点で参考にしてください。

　訪問看護ステーションの管理者と実習指導者、地域・在宅看護論を教えている教員による共通理解のもと、教育機関・訪問看護ステーションという双方の協働によって、学生たちの実習が実りのあるものとなることを願っています。

I　訪問看護ステーションの現状と情報を得る方法

　看護教員の皆さんは、まず、実習先の訪問看護ステーションを探すことからお困りになっているのではないかと思います。そこで、まず初めに訪問看護ステーションの現状をお伝えします。

1　全国的な訪問看護ステーション数の増加

　わが国では 1990 年代後半から少子高齢化の進行により、医療体制は「治す医療」から「治し・支える医療」に転換し、それに伴い、医療サービスの提供の場は病院のみならず、在宅医療が推進されるようになりました。その在宅医療の推進が、診療・介護報酬という形でより明確に位置づけられたのが、2012（平成 24）年といえます。当時の訪問看護ステーション数は約 6,300 か所でしたが、それから大幅な増加を認め、今では全国に約 15,000 か所あります（図1・2）。右肩上がりに毎年増加する一方で、廃止や休業に至った訪問看護ステーションも少なくはありませんが（図3）、実習先が増加したと捉え、実習機関として想定しているエリアの訪問看護ステーションに相談いただければと思います。

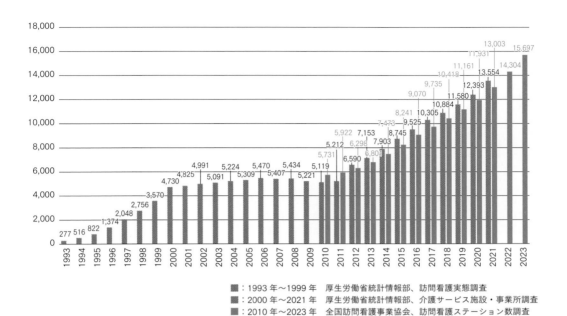

■：1993年～1999年　厚生労働省統計情報部、訪問看護実態調査
■：2000年～2021年　厚生労働省統計情報部、介護サービス施設・事業所調査
■：2010年～2023年　全国訪問看護事業協会、訪問看護ステーション数調査

図1　指定訪問看護ステーション数（全国）の年次別推移

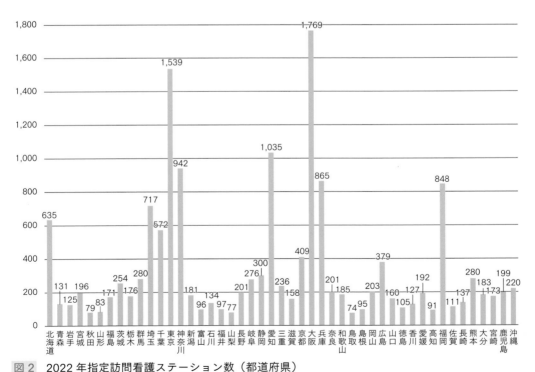

図2　2022年指定訪問看護ステーション数（都道府県）
2022年訪問看護ステーション数調査（全国訪問看護事業協会）

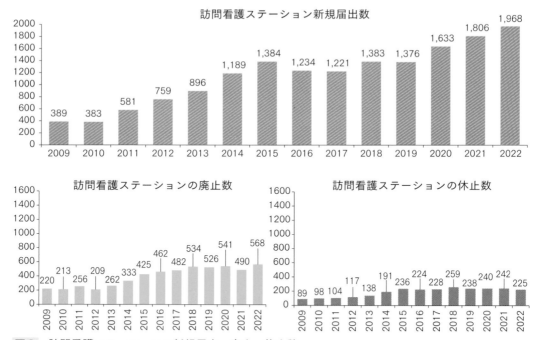

図3　訪問看護ステーションの新規届出・廃止・休止数
2010 年～2022 年　訪問看護ステーション数調査（全国訪問看護事業協会）

② 訪問看護ステーションに関する情報収集の方法

❶ 訪問看護ステーションの情報を得る必要性

　教員の皆さんは、学生の実習を依頼する訪問看護ステーションがどんな訪問看護ステーションなのか、情報を得たいと考えていると思います。一方で、各訪問看護ステーションの方々は他の訪問看護ステーションに関する情報を得ているでしょうか？

　現在、訪問看護ステーションは 2024（令和 6）年 3 月までに BCP（事業継続計画）を作成することが義務づけられているため、各訪問看護ステーションは BCP の作成を進めていると思います。その際、自身の訪問看護ステーションの利用者で継続的な訪問看護の提供が必要な人に対し、どのような方策で訪問看護を提供するか、近隣の訪問看護ステーションとの連携による計画の必要性などを考えると思います。日頃から連携できる訪問看護ステーションを得ることは重要なことです。そのためには、地域の他の訪問看護ステーションの情報を知ることから始まります。

❷ 都道府県訪問看護ステーション（連絡）協議会から得られる情報

　48 都道府県の各所に、訪問看護事業所を会員としている訪問看護ステーション（連絡）協議会があります。名称は、〇〇県訪問看護ステーション協議会、△△県訪問看護ステーション

連絡協議会など、都道府県により少し異なっていますが、各協議会は会員訪問看護ステーションの情報を公開しています。筆者が所属する一般社団法人神奈川県訪問看護ステーション協議会では、会員である訪問看護ステーションの一覧をホームページに掲載しています。その一覧のなかで、看護学生の実習を受け入れている（または、受け入れを考えている）訪問看護ステーションには、わかりやすく「看護学生実習受入」と表示しています。教員の皆さんはその情報をもとに訪問看護ステーションに相談が可能です。その他、24時間対応の有無、居宅介護支援事業所を併設しているか、訪問看護の対象（小児・精神科の訪問看護の有無、リハビリテーション職の有無、看取りや呼吸器を装着している人）などが公開されています。

❸ 訪問看護総合支援センター

わが国の人口は2025（令和7）年には75歳以上が5人に1人、65歳以上が3人に1人の超高齢社会になるといわれており、地域包括ケアシステムの構築が進められています。そのなかで、訪問看護が求められる役割を担うためには、訪問看護師が約12万人必要と考えられています。表1に示した「訪問看護ステーションの概況」では、訪問看護師は現在7.6万人にまで増加しました。しかし、図4の「就業場所別にみた就業保健師等・看護師（構成割合）」によると、訪問看護ステーションの就労者は約67,000人、看護師等学校養成所または研究機関での就労者は約2万人です。加えて、訪問看護の役割を担える人材確保と質の向上が必要とされています。

訪問看護ステーションは2.5人の看護職がいれば開設できますが、24時間365日の対応を可能とするためには、規模の拡大が必要です。現在の訪問看護ステーション1事業所あたりの常勤従事者数は、5.6人（表1・図5）です。規模の拡大をそれぞれの訪問看護ステーションで担うことは難しく、都道府県や都道府県看護協会、都道府県訪問看護ステーション協議会などが協力し、地域の訪問看護に関する課題を一元的・総合的に解決し、取り組みを推進する拠

表1 訪問看護ステーションの概況

◆訪問看護ステーション数 ➡ 増加傾向に！ 14,304か所**開設**（2022年4月1日現在）[※1]
◆訪問看護従事者数の推移（常勤換算）➡ 増加傾向に！ **訪問看護師** 　　　　　　　　　　約10.0万人（常勤換算 約7.6万人）[※2] **訪問看護ステーション従事者** 　約14.9万人（常勤換算 約10.9万人）[※2]
◆１訪問看護ステーションあたりの従事者（常勤換算）➡ 増加傾向に！ **訪問看護師（保健師、助産師、看護師、准看護師）** 5.6人[※2] **従事者合計（＋リハビリ職員・事務職等）** 　　　　　8.0人[※2]
◆訪問看護利用者 　約94.5万人[※2] ➡ 増加傾向に！

※1：全国訪問看護事業協会、令和4年訪問看護ステーション数調査
※2：厚生労働省統計情報部、令和3年介護サービス施設・事業所調査

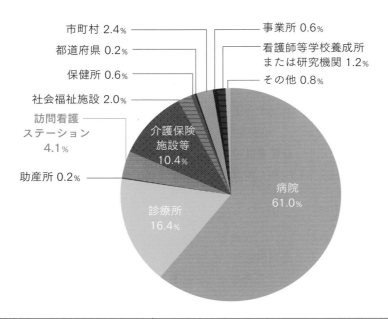

	実人員・常勤換算数				
	保健師	助産師	看護師	准看護師	合　計
病院	3,559	23,321	883,715	101,628	1,012,223
診療所	2,301	8,562	169,343	92,389	272,595
助産所	4	2,369	267	68	2,708
訪問看護ステーション	307	37	62,157	5,347	67,848
介護保険施設等	1,603	調査なし	100,701	70,477	172,781
社会福祉施設	519	23	22,021	10,555	33,118
保健所	8,523	354	1,543	43	10,463
都道府県	1,429	65	2,099	39	3,632
市町村	30,450	1,474	7,544	903	40,371
事業所	3,789	29	5,176	1,063	10,057
看護師等学校養成所又は研究機関	1,194	1,562	17,519	46	20,321
その他	1,917	144	8,826	2,031	12,918
合　計	55,595	37,940	1,280,911	284,589	1,659,035

図 4　就業場所別にみた就業保健師等－看護師（構成割合）
厚生労働省政策統括官付参事官付行政報告統計室、令和 2 年衛生行政報告例（就業医療関係者）の概況

点が必要と検討されています。

　そこで、日本看護協会による「訪問看護総合支援センター試行事業」が 2019（平成 31）年に始まり、2021（令和 3）年には 23 か所の都道府県で設置されています。「訪問看護総合支援センター」の目的と機能を表 2 に示しました。目的の 1 つに「訪問看護の質向上」があり、機能に「教育・研修実施体制の組織化」があります。都道府県に訪問看護総合支援センターが設置されていれば、看護学生の実習受け入れに対する情報を入手できるか、問い合わせてみる

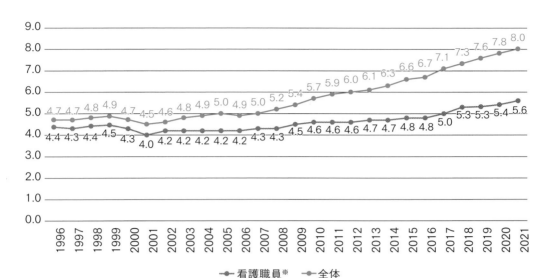

図5 1事業所あたりの常勤換算従事者数
1993年～1999年 厚生労働省統計情報部、訪問看護実態調査
2000年～2021年 厚生労働省統計情報部、介護サービス施設・事業所調査

表2 訪問看護総合支援センター3つの目的と7つの機能

3つの目的	7つの機能
1 経営支援	①事業所運営基盤整備支援
	②訪問看護事業所の開設支援
2 人材確保	③潜在看護師・プラチナナース等の就業及び転職促進
	④人材出向支援
	⑤新卒看護師採用に向けた取り組み
3 訪問看護の質向上	⑥訪問看護に関する情報分析
	⑦教育・研修実施体制の組織化

出典：日本看護協会資料

のもよい方法です。

4 介護サービス情報の公表システム

　このシステムは、介護保険サービスを利用する利用者や家族が、介護サービスの内容などの詳細情報を得るためのもので、訪問看護ステーションの情報も含まれています。都道府県のホームページなどから検索可能です。

　ここで表示されている事業所情報は、①従業者に関するもの（看護職などの従業者数や利用者数）、②提供サービスの内容（24時間対応の有無やサービス内容（経管栄養法（胃ろう）やIVHなどを提供できる医療処置の有無））、③法人情報（事業開始年月日など）です。また、事業所運営にかかわる取り組みでは、①利用者の権利擁護、②サービスの質の確保、③相談・

苦情等への対応、④外部機関等との連携、⑤事業運営・管理の体制、⑥安全・衛生管理等の体制、⑦従業者の研修などを表示しています。

❺ 都道府県看護協会からの情報提供

　日本看護協会は、2019 年に「日本看護協会が提案する訪問看護師倍増策」を提案するなど訪問看護師の支援も行っており、都道府県看護協会でも訪問看護師への支援策が行われています。その内容はさまざまですが、各都道府県看護協会によっては、その都道府県内にある訪問看護ステーションの一覧を作成し、24 時間対応の有無やサービス内容（経管栄養法（胃ろう）や IVH などを提供できる医療処置の有無）をホームページで紹介しています。

　以上、訪問看護ステーションに関する情報収集の方法を示しました。

　実際に教員の皆さんから実習依頼があるのは、地域での会議や学会の活動で顔見知りであったり、普段からの活動でかかわりがあるケースが多いです。このことを考えると、教員も訪問看護ステーションも、日々の活動から連携を心がける必要があるといえます。しかし、そうした知己だけでなく、新たに実習を受け入れようと考えている訪問看護ステーションもあるため、個別に訪問看護ステーションの情報を得て、相談することは有効でしょう。

Ⅱ　訪問看護ステーションが実習を受け入れるメリットとそのための準備

1　看護職の教育機関としての位置づけ

❶ 後継者の育成にかかわる

　看護職は専門職としての教育を受けており、後継者の育成にかかわることが業務のなかで日常的に行われています。訪問看護ステーションは、医療機関とは異なる点が着目されがちですが、同じ看護職が看護を提供する場として、共通する部分もたくさんあります。

　訪問看護ステーションのスタッフにとっても、後継者の育成にかかわることにより、自身の専門職としてのモチベーションが上がり、訪問看護師としての経験を振り返る機会になります。さらに、スタッフにとっては、学生によるきめ細かい観察による記録を見ることで、利用者が希望している療養生活を自分たちが支援しているということを改めて実感することができます。

　訪問看護ステーションのスタッフには、さまざまな経験をもった看護職がいます。教育機関の実習担当者や、医療機関での教育担当者などの経験をもった看護職は、その経験を訪問看護ステーションで活用できる可能性があります。

　このように、スタッフにさまざまな経験をもった看護職が多いということは、看護技術の経験もさまざまなので、訪問看護ステーションへの入職時には技術チェックを行うことが多くあります。経験がない、経験が少なく自信がない、訪問看護は1人で行うので念のため確認をしたいなど、入職時のスタッフの状況はさまざまです。そのようなときに例えば、訪問看護ステーションと教育機関との連携があれば、看護技術の確認に、実習受け入れ先の教育機関の実習室を拝借することができるかもしれません。もちろん、実習担当の教員に相談することから始まりますが…。

　このように、訪問看護ステーションが実習を受けるメリットは、いくつかあげられます。自身の訪問看護ステーションにおけるメリットは何かを考えてみましょう。

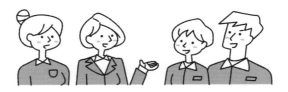

2 機能強化型訪問看護ステーションの算定要件

　2014（平成26）年の診療報酬改定時に、より手厚い訪問看護の提供体制を推進するため、機能強化型訪問看護ステーションが創設されました。

　看護職員数による規模の確保、重症者への訪問看護や看取りの実践、地域における訪問看護ステーションのネットワーク化や人材育成のため訪問看護ステーションと医療機関との連携、そして、看護学生の実習の受け入れなどが算定要件になっており、要件を満たせば、機能強化型訪問看護療養費が加算されます。詳細は、表3の機能強化型訪問看護ステーションの算定要件を参照してください。

　機能強化型訪問看護ステーションの算定では、看護学生の実習を受け入れるというよりも、地域の拠点となる訪問看護ステーションとしての活動をしていると、自ずと看護学生の実習を受け入れる機会がある、と考えたほうが自然でしょう。地域包括ケアシステムの構築で在宅医療の橋渡しとしての役割を担っている訪問看護ステーションは、看護学生の実習を受け入れる可能性が高いということです。また、自身の訪問看護ステーションで受け入れが困難な場合でも、相談すれば、近隣の訪問看護ステーションを紹介できる可能性があります。

表3　機能強化型訪問看護ステーションの算定要件　　　　　　　　　　　　（2022 年 4 月）

区分	機能強化型 1	機能強化型 2	機能強化型 3
機能強化型訪問看護管理療養費（月の初日の訪問）額	12,830 円	9,800 円	8,470 円
1.　常勤看護職員の数（サテライトに配置している看護職員を含む）	7 人以上	5 人以上	4 人以上
2.　看護職員の割合	6 割以上	6 割以上	6 割以上
3.　ターミナルケアまたは重症児の受け入れ実績について、次の①〜③のいずれかを満たす			3.　24 時間対応体制加算の届出を行っている（訪問看護ステーションと同一敷地内に設置されている場合は、営業時間外の利用者またはその家族等からの電話等による看護に関する相談への対応は、当該保険医療機関の看護師が行うことができる）
①ターミナルケア件数の合計数	前年度 20 件以上	前年度 15 件以上	
②ターミナルケア件数の合計、かつ、15 歳未満の超重症児・準超重症児の利用者の数	前年度 15 件以上かつ常時 4 人以上	前年度 10 件以上かつ常時 3 人以上	
③15 歳未満の超重症児・準超重症児の利用者の数	常時 6 人以上	常時 5 人以上	
4.　特掲診療科の施設基準等の別表第七に該当する利用者数	10 人以上 / 月	7 人以上 / 月	4.　①特掲診療科の施設基準等別表第七に規定する疾病等の利用者、特掲診療科の施設基準等別表第八に掲げる者または精神科重症患者支援管理連携加算を算定する利用者が月に 10 人以上いること
5.　24 時間対応体制加算の届出を行っている			5.　直近 3 月において、7 における地域の保険医療機関以外の保険医療機関と共同して実施した退院時の共同指導加算の算定の実績があること
6.　次のいずれかを満たすこと。①訪問看護ステーションと居宅介護支援事業所が同一敷地内に設置され、かつ、当該訪問看護ステーションの介護サービス計画または介護予防サービス計画の作成が必要な利用者のうち、例えば、特に医療的な管理が必要な利用者 1 割程度について、当該居宅介護支援事業所により介護サービス計画または介護予防サービス計画を作成していること / ②訪問看護ステーションと特定相談支援事業所または障害児相談支援事業所が同一敷地内に設置され、かつ、当該訪問看護ステーションのサービス等利用計画または障害児支援利用計画の作成が必要な利用者のうち 1 割程度について、当該特定相談支援事業所または障害児相談支援事業所によりサービス等利用計画または障害児支援利用計画を作成していること			6.　同一敷地内に訪問看護ステーションと同一開設者の保険医療機関が設置されている場合は、直近 3 月において、当該保険医療機関以外の医師を主治医とする利用者の割合が訪問看護ステーションの利用者の 1 割以上。利用者の割合の算出にあたっては、医療保険制度および介護保険制度の対象となる訪問看護を実施する利用者を含める

表3 機能強化型訪問看護ステーションの算定要件（つづき）

区分	機能強化型1	機能強化型2	機能強化型3
7. 休日、祝日等も含め計画的な指定訪問看護を行う。また、営業日以外であっても、24時間365日訪問看護を必要とする利用者に対して、訪問看護を提供できる体制を確保し、対応する			7. 直近1年間に、当該訪問看護ステーションにおいて、地域の保険医療機関の看護職員による指定訪問看護の提供を行う従業者としての一定機関の勤務について実績があること
8. 直近1年間に、人材育成のため研修等を実施していること（看護学生を対象とした講義もしくは実習の受け入れまたは病院もしくは地域において在宅療養を支援する医療従事者等の知識および技術等の習得を目的とした研修等、在宅医療の推進に資するもの）			8. 直近1年間に、地域の保険医療機関や訪問看護ステーションを対象とした研修を年に2回以上実施していること
9. 直近1年間に、地域の保健医療機関、訪問看護ステーションまたは住民等に対して、訪問看護に関する情報提供または相談に応じている実績があること			9. 直近1年間に、地域の訪問看護ステーションまたは住民に対して、訪問看護に関する情報提供を行うとともに、地域の訪問看護ステーションまたは住民等からの相談に応じている実績があること
10. 専門の研修を受けた看護師が配置されていることが望ましい。また、当該看護師は、当該訪問看護ステーション、地域の訪問看護ステーションまたは地域の保険医療機関等に対して、専門的な知識および技術に応じて、質の高い在宅医療や訪問看護の提供の推進に資する研修等を実施していることが望ましい			10. 休日、祝日等も含め計画的な指定訪問看護を行うこと。また、営業日以外であっても、24時間365日の訪問看護を必要とする利用者に対して、訪問看護を提供できる体制を確保し、対応すること
			11. 専門の研修を受けた看護師が配置されていることが望ましい。また、当該看護師は、当該訪問看護ステーション、地域の訪問看護ステーションまたは地域の保険医療機関等に対して、専門的な知識および技術に応じて、質の高い在宅医療や訪問看護の提供の推進に資する研修等を実施していることが望ましい

> **ワンポイント　看護学生以外の実習生**
>
> 　訪問看護ステーションでは、看護学生以外に、認定看護師実習（訪問看護、認知症看護、緩和ケア、がん疼痛、脳卒中看護、慢性呼吸不全看護等）、専門看護師実習（在宅看護、がん看護等）、都道府県看護協会が実施する訪問看護師養成研修、都道府県訪問看護ステーション協議会等の訪問看護教育ステーションとしての研修、地域の医療機関から病棟、外来、地域連携室などの看護師の実習を受け入れています。

② 実習を受け入れる準備

❶ 訪問看護ステーションとしての準備

① 実習を受け入れる準備

　訪問看護ステーションは、毎年 10～12 月頃から次年度の事業計画を作成します。その事業計画に、訪問看護の次世代の育成のために（継承）実習の受け入れを行う、地域の教育機関に協力する、専門職の地域資源として協力する、入職者の教育に協力を得るために受け入れるなど、何のために実習を受け入れるのかを明らかにし、訪問看護ステーションの事業として実習を受け入れることを明確にします。

② 実習を受け入れる場合

　全職員に協力を得る必要があるため、なぜ実習を受け入れるかをスタッフに伝え、協力を得ます。もちろん、その意義をスタッフ全員で考えるところから実施してもよいでしょう。

③ 訪問看護ステーションの設置母体の組織の位置づけ

　組織や上司に実習を受け入れることを報告する必要があります。実習を受け入れることを考えた時点で相談や報告をするとよいと思います。

❷ 利用者に対する準備

① 実習に対する意向調査

　次に、利用者の協力が得られるか否かを確認します。訪問看護の初回訪問の際に、利用者と訪問看護ステーションは重要事項説明書の説明や契約書を交わしますが、その契約書に「自訪問看護ステーションでは、看護学生や医療機関の看護職の実習生を受け入れているため、同行訪問のご協力をお願いすることがある」などという一文を記載する必要があります。

　そのうえで、3～4 月頃に実習先や実習日程が明確になった時点で、実習生の同行訪問について協力が得られるかを、利用者に対し文書にて意向調査を行います（表 4）。

② 利用者の実習に対する意向調査結果

　表 5 は利用者の実習に対する意向調査の結果の一例です。利用者数は訪問看護ステーションにより異なるため、参考としてどのくらいの利用者に協力してもらえるかの目安にしてください。

表4 同行意向調査票の例

令和○年4月吉日

●●訪問看護ステーション
　　　ご利用者・ご家族の皆さま

拝啓　花の便りも聞かれるこの頃、日頃より大変お世話になっております。
今年度の看護学生、医療機関の看護師の同行訪問実習の日程などが決まりましたので、皆様のご協力のご意向をお伺いさせていただきたく、よろしくお願い申し上げます。
実習の目的は、看護学生も看護師も、在宅療養や訪問看護、ケアマネジメントの実際を見学させていただき、疾病や障がいをお持ちになっている方や介護なさっているご家族等がどのような生活を送っていらっしゃるのか、どのような支援を受けていらっしゃるのかを学ばせていただくものです。
別紙にご記入のうえ、担当訪問看護師・ケアマネジャーにお渡しいただければ幸いです。
なお、実習のご協力がいただけないことにより、訪問看護・ケアマネジメントの提供に影響を及ぼすものではございませんので、ご安心ください。
ご不明な点は、何なりとお問合せください。
書類でのご連絡にて、失礼いたします。

敬具

記

看護学生
学校名
期間
人数

看護師
医療機関名
期間
人数

以上

訪問看護ステーション名
管理者　氏名
電話：○○○─○○○○

（次頁につづく）

表 4　同行意向調査票の例（つづき）

看護学生・看護師の同行訪問について

※ご了承いただける場合はカッコ内に〇印を　難しい場合は×印を記入下さい。

同行訪問	ビデオ会議を使った訪問
（　　　）看護師	（　　　）看護師
（　　　）看護学生	（　　　）看護学生

※その他、ご了承いただくうえでのご希望をお聞かせ下さい。

例>「週に 1 回ならよい」、「毎回でもよい」等

[

]

※ご了承いただける場合、毎回電話等の事前連絡を希望されますか。
　いずれかに〇印をご記入下さい。

（　　　　）連絡しなくてよい

（　　　　）毎回連絡してほしい

2023 年　　　　月　　　　日

利用者氏名

　看護学生より看護師の実習のほうが、若干協力してもらえる利用者が多くなっています。このことは、その医療機関が地域の高機能な病院であり、知名度も高いためとも考えられます。

　ビデオ会議とは、新型コロナウイルス感染症が2020（令和2）年から感染拡大したことで同行訪問が困難な場合、時期によっては、ビデオ会議（Zoomなど）を活用して研修を行っていました。利用者や家族に説明は行いましたが、表5の回答結果をみると未記入が多く、理解を得にくいことがわかります。少しでも多くの実習に協力したいものの、実習の原則は同行訪問だといえるでしょう。

3 利用者・家族の実習に対するコメント

　表6には利用者・家族の実習に対するコメントを示しました。コメントの内容は尊重する必要があります。利用者の心身の状況や環境はさまざまなので、すべての利用者に実習の協力

表5　利用者の実習に対する意向調査の結果

内容	配布・回答数	好意的回答	否定的回答	未回答・未記入
回答率	配布数　131			
学生の同行訪問	回答数　102	了承　80（78%）	未了承　19（19%）	未記入　3（3%）
学生のビデオ会議を使った研修	回答数　102	了承　49（48%）	未了承　19（19%）	未記入　34（33%）
看護師の同行訪問	回答数　102	了承　85（83%）	未了承　16（16%）	未記入　1（1%）
看護師のビデオ会議を使った研修	回答数　102	了承　49（48%）	未了承　19（19%）	未記入　34（33%）
事前連絡	回答数　102	毎回 連絡してほしい 23（23%）	連絡 しなくてよい 60（59%）	未記入　19（18%）

表6　利用者・家族の実習に対するコメント例

・最大3名までならよい。1回に多人数の訪問は不安定になる恐れがあるので避けていただきたいです。同行訪問は必ずいつもいらしていただいている方のおられる間にしてください。
・毎回でもよい。月に1回ならよい。週に1回ならよい。毎週でなければいいです。
・毎回は困りますが、たまにだったらいいです。
・学生さんOKです。
・感染症対策をしっかりしてください。
・受診の予定が決まっているので、日程があいましたら、お役に立つことができましたら何よりです。
・実習の意図・目標値がわからないので答えようがない。協力したいが、あまり頻度が高くては困る。緊張しやすいので最低限にしてほしい。
・そのときの状況にもよりますが、基本的には同行・ビデオともに大丈夫です。
・女性なら大丈夫です。
・私が1人のときでしたら構いません。
・週に1回くらい本人がいいと言ったら（家族より）。
・看護師さんの判断で、看護学生さんでも大丈夫ということでしたらOKです。

を得ることができるとは考えていません。意向調査結果をみると、利用者も家族も、協力したいという思いはあるが、その根底には自分たちへの配慮を忘れてほしくないという心の声が感じられます。当たり前ですが、実習といえども自分の家に他人が入って来ることに変わりはなく、誰しも自分の家に他人が来るとなると、躊躇すると思います。利用者や家族のこのような気持ちを考慮し、協力を得ていることをしっかりと受け止めてほしいと思います。

　人は、何らかの役割をもって生き（＝生きがい）、生涯成長するものです。筆者も訪問看護を実践するなかでそれを実感しています。また、利用者や家族に実習の協力をお願いすることは、迷惑をかけるばかりではないことを感じています。疾病や障がいをもちながら生活すること、家族の介護の大変さ、訪問看護師との関係など、利用者・家族はさまざまな状況にありますが、普段訪問看護の際に訪問看護師に見せる表情よりも、実習生に非常に嬉しそうな顔で話をする利用者もいます。そこで筆者は、同行した実習生の感想や意見などを、協力いただいた利用者や家族にフィードバックし、①未来の看護師育成のためになったこと、②自訪問看護ステーションの人材確保の協力になったことなどを伝えるようにしています。

　しかし近年、利用者の価値観が多様になり、家族の介護力が脆弱になっていることなども影響して、実習生の受け入れに協力してもらえる利用者や家族が少なくなっています。また、実習生の受け入れを了承してくださっても、利用者の病状の変化や実習の日程とあわないこともあります。実習に協力する意向のある利用者には、できるだけ訪問可能な計画を立てたいのですが、協力してもらえる利用者や家族が偏ってしまうこともあるのが現状です。

3 教育機関との契約

　実習に協力いただける利用者の確保にめどがつけば、教育機関と契約を結び、実習での事故に対する保険などを確認します。実習期間が1週間のところもあれば、2週間のところもあります。多くの教育機関は、週4日の実習で1日は学内実習であることが多いです。実習時期は、他の学校と重複しないよう留意します。

　実習への協力謝金（実習費）に関しては、1日2,000〜5,000円とさまざまです。訪問看護ステーションは、以前より新型コロナウイルス感染症の拡大により、PPEなどにかかる経費等が多くなっているなど経済的負担があり、実習謝金に関しては、どこの学校も同一料金になることを願っています。近年では、新卒で訪問看護ステーションに入職する看護職も見受けられます。地域・在宅看護の実習で訪問看護師になりたいと思った学生が増えているとも耳にします。人材を確保するための未来への投資と考え、訪問看護ステーションも許容できる経済的な負担の範囲で判断するとよいでしょう。

　しかし、契約などを含めた打ち合わせや、オリエンテーション、振り返り、カンファレンスなど、訪問看護ステーションが費やす時間は、同行訪問だけではありません。また、教育機関による対応は、担当教員は契約や打ち合わせのみで、あとは非常勤の指導教員による訪問、毎日来る、初日と最終カンファレンスのみ来る、など実にさまざまです。しかも受け入れ先の訪問看護ステーションでは、教員の来訪する時間にカンファレンスなどをあわせなければなりません。以前、筆者の勤務する訪問看護ステーションでは、毎回のオリエンテーションは負担に

なるため、学校ごとに一括実施していたときもありました。それぞれの訪問看護ステーションの各担当者や管理者の時間的な調整（タイムマネジメント）は、負担が大きいといわれる1つです。教育機関の教員にこの実習のために費やしている時間などを伝え、実習謝金の検討を依頼することもあります。学生が何らかの理由で実習を欠席することはやむを得ないことです。しかし、欠席の状況においては、補習も計画しなければなりませんので、それらも考慮する必要があります。

❹ 教育機関との打ち合わせ

　教育機関側から詳細な資料（表7）をもらった後、実習内容についての説明があるので、事前に資料を熟読し、打ち合わせの際に不明な点は質問できるようにします。初めて実習を受け入れる訪問看護ステーションでも、学校側からの説明により実習の目標や概要がわかれば安心できます。訪問看護ステーションにより、実習指導者は管理者であったり、他の担当者の場合がありますが、学校側の説明の段階から一緒に聞けると、実習の具体的なイメージを共有できるでしょう。

❺ 看護学生の情報

　訪問看護ステーションとしては、学生が安全に実習を受けられるよう、同行訪問する看護師は管理者や実習指導者だけでなく、スタッフも担当します。スタッフは実習のために訪問するのではなく、日々の訪問看護を提供する場に学生が同行することになります。

　今まで、学生が緊張しすぎて気分不良となったり、ペットのアレルギーでくしゃみが止まらないことなどがありました。学生の情報に関しては、事前に安全確認ができるよう、自転車に乗れるかどうかや、アレルギーの有無を確認しています。利用者宅の中にはホコリなどがあることもあり、さらに猫や犬などを飼っている家もあるため、アレルギーの確認は必ず行いま

表7　教育機関側からの資料

学校案内	入学を希望する人向けの学校案内等、その学校の全体がわかるもの、その学校の基本理念やポリシー等が記載されているもの
地域・在宅看護実習要項	実習の位置づけ、実習目的、実習目標、実習単位、実習内容（実習オリエンテーション、実習施設、実習期間、実習方法（事前実習・訪問看護ステーション実習））、訪問看護ステーション実習における留意事項、実習記録の提出、実習記録、実習評価、受け持ち患者に関する同意書・誓約書
看護学科実習の手引き	学校の基本理念、学部等の教育理念および教育目標、看護学科のカリキュラム概要、看護技術チェックリスト、健康管理チェック表、実習の位置づけ、年間実習計画、実習単位数・期間・施設、単位認定と成績評価、実習にあたっての倫理上の配慮、実習にあたっての注意事項、災害・事故発生時の対応
実習学生数等	実習期間、学生数、担当教員、実習生名簿、健康管理チェック表
緊急連絡方法	担当教員の携帯番号、メールアドレス、対応方法等
総合補償制度	一般社団法人日本看護学校協議会共済会「Will」等

しょう。

　訪問看護の移動手段は、その訪問エリアにより異なります。山坂が多い地域や広範囲を訪問する場合は、自動車で訪問します。しかし、都会の場合、自動車を駐車する場所もなかなかなく、道路の渋滞など、時間どおりに訪問できない可能性もあり自転車を使用することが多くあります。

　訪問看護ステーションから利用者宅まで看護師が学生と一緒に出かけられるとよいのですが、訪問時間や順番により、学生には自転車や公共交通機関を活用してもらい、利用者宅で待ち合わせることもあります。自転車や公共交通機関を活用し利用者宅で待ち合わせることは、地域のことをよく知らない学生にとっては大変なことかもしれません。事前学習の地域調査の際には、公共交通機関の状況なども含めその地域の人たちの生活の流れを知る、目安となる大型スーパーマーケットや医療機関、小学校などの教育機関など公共機関の施設（目印になる施設）を共有しておくと、訪問した際、利用者や家族とコミュニケーションをとる際に話題にもできます。

　訪問看護ステーションでの実習は医療機関と異なり、また現在は、他人の家へ行くことも以前より少なくなり、学生にとっては、非常に緊張する実習になります。そのため、訪問看護ステーションにいるときにリラックスして、訪問に出かけるよう配慮しています。

　なお、実習に先立ち、学生一人ひとりから、訪問看護ステーションの個人情報規定に基づき「同意書」や「誓約書」を得るようにします。内容は個人情報に関係するものだけでなく、実習中はチームの一員としての自覚をもち、人間の生命、人間としての尊厳と権利を尊重し、真摯な態度で主体的に学ぶことを誓ってもらいます。

　実習は同行訪問に行くことだけではありません。短い期間であり、訪問看護ステーションの一員でもありませんが、自分がチームの一員であることを自覚してもらい、訪問看護ステーションではさまざまな配慮を行い準備していることを実感してもらえればと思います。

III　実習の実際

　地域・在宅看護実習の一番の特徴は、利用者の自宅へ訪問することです。そこで、利用者宅の個々に異なる暮らしの様子をまずは学生に感じてほしいと思い、筆者の勤務する訪問看護ステーションにおける実習では、最初は 1 日 4 件ほどの同行訪問を実施していました。学生もその期待に応え、さまざまな感想を述べてくれましたが、学生には利用者の情報収集や計画の立案、同行訪問後の記録作成などもあるため、現在では 1 日 2 件を目安にしています。

　また、地域・在宅看護は看護の原点であり、看護職と利用者が共に影響し合い、利用者の目指す暮らしを実現することに目的があります。その様子を学生が感じてくれるとよいと思っています。

　記録類は教育機関により異なりますが、事前のアセスメントシート、訪問看護計画は、訪問看護カルテ（整理されている情報）から情報を得るため、包括的な情報がある状況で得ることになります。学生が作成する関連図や利用者のイメージ図はいつも感心するのですが、得た情報の整理とイメージ図から、学生ならではの情報の整理や利用者に対するアセスメント内容を深めていることを感じています。

　実習目標はそれぞれの学校で異なりますが、具体的にどのような実習を望んでいるのかが、わかりにくい場合があります。その際には目標が共有できるよう、教員に確認します。

　実習内容では、バイタルサインの測定や看護スキルの実践を要求する教育機関もありますが、利用者や家族の状況によっては希望どおりにならないこともあり、また、他の利用者への変更ができないこともあります。

1 事前学習

　実習に来る学生は、その地域の出身者、もしくはそこに住んでいるとは限らず、他県の出身者でその地域をよく知らない場合もあります。そこで、筆者の勤務する訪問看護ステーションにおける実習では、効果的な実習にするために、次にあげる A～E に関して事前学習を行い、レポートを提出してもらうようにしています。

A：実習地域（訪問看護ステーション所在地）の市区町村の特徴を調べる

　　a：人口の動向、年齢別、人口動態（出席、死亡、高齢化率など）

　　b：要介護者（要支援者）の認定数と推移

　　c：地区の特徴（歴史、文化、風土など）

　　d：障がい者にかかわる支援（医療費助成、日常生活支援など）

　　e：高齢者にかかわる支援（介護予防プログラム、地域支援事業など）

B：在宅療養を支える社会資源（制度・公的機関・医療機関・在宅サービス提供機関・人的資源など）について

　　a：フォーマルな社会資源

　　b：インフォーマルな社会資源

C：テキストや講義資料をもとに、訪問看護の仕組み、関係法規などを復習する

D：在宅療養者に多い疾患、治療および看護について復習する

E：実習目的および実習目標を踏まえ、実習初日の学習目標を設定する

　現在は SNS による情報収集の手段が増加し、事前学習の内容も充実したものを提出してもらっています。そのうえで実習指導者は、訪問看護ステーションを運営するなかで知り得た情報などを追加し、利用者や家族の生活ぶりと事前学習での情報がつながるよう、学生をサポートします。学生には、この実習のなかで、「地域」というものが何を示すのかを実感してもらえることを希望しています。

　また、これまで学生からは、訪問看護の料金（報酬）に関する質問が多かったため、事前学習では訪問看護の仕組みや障がい者や高齢者にかかわる支援内容を事前学習すると説明がしやすくなり、学生の理解も進むと考えています。

　さらに、同行訪問の利用者を選定し、それからその利用者の疾病などについて調べるのでは時間が不足する、疾病への理解が乏しくなるという状況があったため、在宅療養者に多い基本的な疾患、治療および看護の方法については事前に復習してもらうとよいと思います。これは教科書を振り返る程度でも、知識として実習に役立ちます。

実習施設でのオリエンテーション

　実習施設でのオリエンテーションでは、実習指導者が訪問看護ステーションの概要・特徴、実習上の注意事項、訪問予定者の概要を説明します（表 8）。

　設置母体、設置年月日、基本理念、職員構成（職種・人数・性別・年齢・勤務形態・常勤換算数）と法人組織図、利用者の概要（年齢分布、性別、疾患別、要介護度、日常生活自立度、認知症の程度、家族構成、主治医など）、併設施設・事業所、活動実績（利用者数、月間・年間訪問延べ件数、収支概要など）などについて、事前に説明する内容を整理しておくとよいでしょう。

　年間の訪問内容のデータや月ごとの活動実績は、学生の実習のために整理しているものではなく、運営状況を知るために使用しているデータですが、学生の実習の資料としても活用できます。訪問看護ステーションの概要や特徴を説明することで、あらためて自身の訪問看護ステーションの特徴を整理することができるといえます。例として、筆者の勤務する訪問看護ステーションの利用者（初回訪問時）のデータを紹介します（図 6〜16）。

　訪問看護ステーションでの基本的な看護内容を共有するために、実習で学んでほしいことをまとめた資料を準備することも必要です。新任看護師への教育の際に使用しているもの（新任看護師育成マニュアル）を活用する場合もありますし、それぞれの訪問看護ステーションで作成しているものを使う場合、都道府県訪問看護ステーション協議会などで作成している新任看護師育成マニュアルを活用する場合もあるでしょう。

3 訪問予定の立案と実習中のカンファレンス

❶ 訪問予定の立案

　訪問看護ステーションでは、学生の実習目的・目標を十分理解して利用者の実習に対する意向調査結果と訪問看護予定を勘案し、訪問予定の立案をします。その際、スタッフの負担を考えて、同じスタッフに偏らないようにします。また、学生のアレルギーなどにも配慮します。そして、利用者 1 人を受け持ち利用者と決め、学生に看護過程を展開してもらいます。できるだけ週に複数回訪問している利用者のところへ同行訪問できるよう配慮していますが、同じ

表8 学生オリエンテーション内容（例）

	項目	内容	実習指導者のねらい
1	1日の流れ・目標発表	・訪問看護ステーション到着➡目標発表➡同行訪問（2件）➡受け持ち利用者や同行訪問の情報収集➡学生間のカンファレンス➡実習終了	学生自身で行動できる。
2	館内の案内	1）日程表の確認　2）利用者カルテの使用方法 3）館内案内（更衣室・トイレ・洗面所・控室・カルテ棚など）	同上
3	訪問看護ステーションの概要	1）沿革　2）基本理念　3）活動目標 4）法人名、事務所の所在地　5）サービス対応区域 6）営業時間　7）職員体制	学生であってもステーションの一員として実習することを自覚できる。
4	訪問看護の内容、仕組み	1）訪問看護の利用者 2）訪問看護の内容 3）訪問看護ステーションの特色 4）訪問看護サービスを受けるまでの流れ 5）訪問看護の費用の概要・加算について	訪問看護の全体像を理解し、同行する利用者の訪問看護と結びつけられる。
5	訪問看護の特性・利用者と家族の特性	1）利用者：①年齢 ②性別 ③寝たきり度 ④要介護度 ⑤認知症の有無と程度 ⑥主疾患 ⑦医療機器使用の有無 ⑧医療機器等の種類 ⑨終了理由 2）家族状況（家族構成） 3）看護の特徴：①依頼経路 ②訪問看護内容 ③医療処置の管理・実施・指導内容	利用者や家族の全体像を理解し、同行する利用者・家族と結びつけられる。
6	ステーション所在地の特性	1）市街地の形成の歴史、区域内の病院・街並みなど 2）人口動態、年齢別人口、要介護度認定者、自治会、身体・精神障がい者、生活保護など	訪問の行き帰りに街並みを観察できるようになる。
7	実習上の注意・利用者に対するマナー	1）訪問する際の心構え 2）実習時の注意事項	場の違いを知ってマナーが守れる。

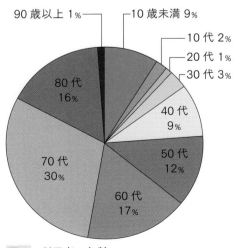

図6 利用者の年齢

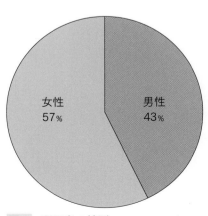

図7 利用者の性別

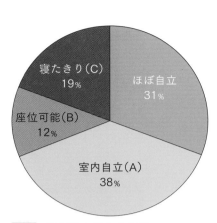

図 8　利用者の寝たきり度

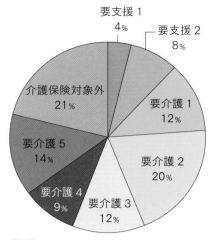

図 9　利用者の要介護度

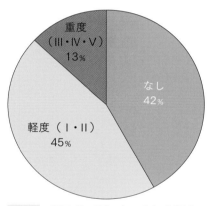

図 10　利用者の認知症の有無と程度

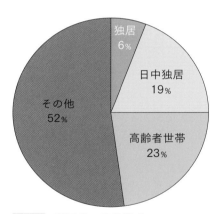

図 11　利用者の家族構成

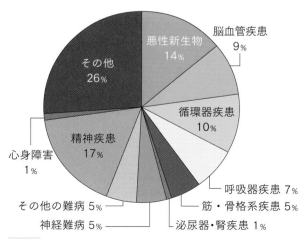

図 12　利用者の主疾患

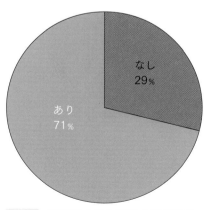

図 13　利用者の医療機器の使用状況

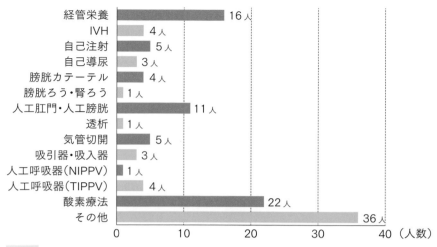

図14 利用者が使用する医療機器の種類（複数）

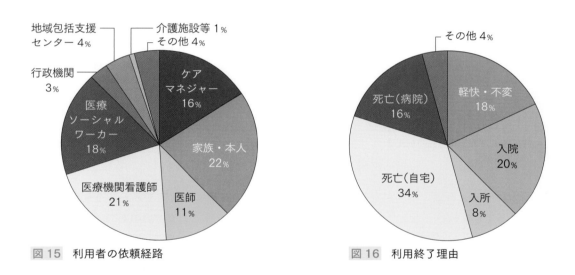

図15 利用者の依頼経路

図16 利用終了理由

週に複数回訪問できないこともよくあります。そのため、2週間の実習期間がある教育機関だと訪問予定が立てやすくなります。

1例として、2週間の実習日程を示しました（表9）。筆者の勤務する訪問看護ステーションでは、現在の在宅療養の特徴を勘案して、高齢独居や認知症、装着医療機器がある人への同行訪問を必ず予定に入れるようにしています（表10。表10は表9に示している利用者の心身の状況などをまとめたものです）。リハビリテーションスタッフの訪問も、予定があえばできるだけ入れるようにします。医療機関で行われる退院前カンファレンスや自宅で行われるサービス担当者会議なども、実習期間内に開催する機会があれば、可能な限り参加できるよう調整します。

事前課題では学生に、どのような対象者を訪問したいか尋ねています。小児や精神疾患、終

表9　実習日程の一例（看護学生 X さん）

| | 目安の訪問開始時間 | | | |
| | 9:30 | 11:00 | 13:30 | 15:00 |
	1	2	3	4
1 日目	オリエンテーション	利用者 A さん*		
2 日目	利用者 B さん			利用者 C さん（リハ）
3 日目	利用者 A さん	利用者 D さん		
4 日目		中間カンファレンス	利用者 E さん	
5 日目	学内実習	学内実習	学内実習	学内実習
6 日目		利用者 A さん	小児訪問看護 CD 鑑賞	
7 日目	利用者 F さん（リハ）		利用者 G さん	
8 日目		利用者 H さん	利用者 I さん	
9 日目		利用者 J さん	最終カンファレンス	
10 日目	学内実習	学内実習	学内実習	学内実習

＊利用者 A さん：受け持ち利用者　（リハ）：リハビリテーションスタッフ

末期の利用者を希望する学生が多く、できるだけ希望の対象者に訪問できるよう配慮しますが、訪問できないこともあります。そこで学生には、同じタイミングで実習を行っている学生と訪問内容を共有し、実際に同行訪問する利用者以外のことも知ってほしいと伝えています。さらに学内実習の際には、他の訪問看護ステーションでの実習内容も共有してもらえるとよいと考えます。

2 実習中のカンファレンス

　実習日程・訪問予定に基づいて実習を進めていきますが、実習中には中間カンファレンスや最終カンファレンスを行います。教育機関によっては、実習中、カンファレンスを毎日開催することを希望するところもあります。

1 中間カンファレンスの内容

　実習中の真ん中くらいに行われる中間カンファレンスでは、利用者の関連図や学生自身が立案した訪問看護計画に基づいた、受け持ち利用者の看護過程の展開について発表し、方向性の確認をします。また、実習全体での質疑・応答を行い、実習目標が達成できるよう、実習指導者と担当教員から助言します。なお、実習指導者は、次週の予定を確認します。

表10　実習同行利用者の状況

	年齢	性別	疾患名	主治医等	訪問看護開始年度	医/介*	訪問看護回数/週	装着医療機器等	要介護度	認知症の状況	家族構成	訪問看護以外の利用サービス
A	80歳代	女	パーキンソン病/経口摂取不可	訪問診療	2017年	医	訪問看護師9回 リハ1回	吸引器、経管栄養(経鼻)、膀胱留置カテーテル	要介護5	Ⅳ	夫、次男	訪問入浴2/週 訪問介護2/週 福祉用具貸与 レスパイト入院7日 1/月
B	60歳代	男	間質性肺炎/慢性心不全/糖尿病	通院	2021年	介	訪問看護師1回/2週 リハ1回	インスリンの自己注射	要介護1	なし	独居	訪問介護2/週 福祉用具貸与
C	学童	男	二分脊椎	通院	2021年	医	訪問看護師1回/月 リハ1回	自己導尿			両親	小学校へ通学
D	90歳代	女	狭心症	通院	2022年	介	訪問看護師1回		要介護2	Ⅰ	独居	訪問介護1/週 福祉用具貸与
E	70歳代	女	慢性血栓性肺高血圧症	通院、訪問診療	2020年	介	訪問看護師2回 リハ1回	在宅酸素	要介護3	自立	息子夫婦	訪問介護3/週 福祉用具貸与
F	90歳代	女	心不全	訪問診療	2020年	介	訪問看護師2回		要介護2	Ⅱ	娘夫婦	福祉用具貸与
G	90歳代	女	アルツハイマー型認知症	通院	2020年	介	訪問看護師2回		要介護3	Ⅲ	三女	通所介護3/週 福祉用具貸与
H	80歳代	女	アルツハイマー型認知症	通院	2017年	介	訪問看護師1回		要介護3	Ⅱb	息子、娘	デイサービス3/週 訪問介護1/週
I	50歳代	女	脳出血後右片麻痺	訪問診療	2008年	介	訪問看護師1回		要介護5		両親、妹	歯科医院へ通院・通院介助、通所リハビリ1/週 障害者制度通所2/週
J	40歳代	男	統合失調症	通院	2013年	医	訪問看護師1回 リハ1回			なし	独居	訪問介護3/週

＊訪問看護が医療保険か介護保険か　　（リハ）：リハビリテーションスタッフ

123

②　最終カンファレンスの内容

　実習最終日に行われることが多い最終カンファレンスの目的は、実習全体で学んだことについて、学びを共有することです。学生の学びや気づきが深まるよう、実習指導者と担当教員が助言します。

③　実習日の毎日のカンファレンス

　教育機関によっては、毎日カンファレンスを行う希望がありますが、実習指導者がその日の振り返りや不明な点などの質問を受ける時間を毎日つくることであり、何時から何時までと時間を定めなくてもかまいません。カンファレンスの運営は、学生が時間をつくり、資料の準備をし、主体的に開催します。司会や書記も学生が担いますが、実習生が 2 名などの場合は、司会と書記を発表者以外の学生が担当します。

4　実習で学んでほしいこと

　各教育機関の実習目標に含まれていますが、表 11 が訪問看護ステーションとして学生に実習で学んでほしい内容です。実習日程を検討する際は、表 11 にある内容を学べるような利用者や家族を考慮します。

5　実習の 1 日の流れと訪問時の実際

　ここでは、実習の実際として、実習指導者と学生の実習のある 1 日の流れ（表 12）と、訪問時にどのようなことをしているのか、表 9（p.122）に示した利用者のうち 2 名（A さん、H さん）へのケア内容等について、表 13〜15 にまとめたので、参考にしてください。

6　記録物や実習の評価

　記録物に関して、実習指導者は助言は行いますが、記録物と実習の評価は、基本的に担当教員など教育機関側で担います。あくまでも学生に実習の場を提供する立場ですので、初めて実習を受ける訪問看護ステーションも安心してよいと思います。しかし、実習で学生が実施している様子からの学びを実習指導者や担当スタッフは感じとっているので、実習の評価を行えるのであれば、教員との役割分担を実習の契約をする際に相談するとよいでしょう。

　あわせて教育機関には、実習場所として当訪問看護ステーションがどうなのか、評価を確認するとよいと思います。管理者も実習指導者もスタッフも、できる限り学生にどのようにかかわれるとよいかを考え実施していますが、学生に謙虚な態度を求めるとともに、訪問看護ステーションとして改善できることがあれば、次年度の新たな実習時に活かしていきたいところです。

表11 訪問看護ステーションとして学生に実習で学んでほしいこと

①利用者や家族の生活の継続を支援するということ	・利用者や家族の生活を尊重し、看護を提供する意味と意図を具体的に理解できる ・疾病や障がいをもって生活している高齢者、特に独居ケースの状況を理解できる ・近隣の人々からの支援（インフォーマルサービス）の実際が理解できる
②利用者や家族の心身の状況をアセスメントし予測される状況を共有できる	・利用者や家族の心身の状況をアセスメントし、具体的な変化を伝え、不安に思うことがあれば相談できる状況をつくることで実際の状況を理解できる ・利用者の心身の状況により介護の必要性が変化し、家族の生活が様変わりすることがある。そのため、地域・在宅看護では利用者のみならず、家族を（相互関係のある）看護の対象とする必要がある。そのことを実践から実感することができる
③利用者や家族の状況を共有できる	・訪問看護ステーション内で利用者や家族の状況を共有し、ケアの継続を実施している状況を理解できる
④医療機関の看護師との看看連携	・医療機関の看護師からの情報提供に基づいた看護の実際、訪問看護師から医療機関の看護師への情報提供の実際を理解できる
⑤多職種連携	・利用者や家族の状況から居宅サービス計画書（ケアプラン）が作成され、どのような組織と事業所の、どのような職種の人による、どのようなケア（社会資源の活用）が提供されているのかを実際に理解できる ・さらに、そのケア提供者とどのような方法で連携をしているか、具体的に理解できる
⑥その他	・訪問看護は、施設内で看護を提供するのではなく、利用者宅へ赴くこと、また、原則1人で訪問を行うことがどのようなことかを体験し、理解できる

感染症への配慮

　訪問看護は療養者が安心して生活を継続するために必要なサービスを行う責任があり、当然ながら感染対策も万全を期す必要があります。最後に、筆者の勤務する訪問看護ステーションでの実習時の感染症対策について紹介します。

個人の健康管理の徹底

　実習日には、起床後の検温と自らの心身の状況を確認し、学生が発熱を認めたときは欠席してもらうようにしています。コロナ禍では、咽頭痛など違和感を感じる際は大事をとって欠席してもらいました。実際には、学生も実習中の健康管理には留意しているため、発熱や自覚症

表 12　実習のある 1 日の流れ（例）

実習指導者		学生
出勤 　訪問予定の本日の実習内容に変更がないか確認	8:40	**集合** 　（訪問看護ステーションの入口付近でもう1 人の実習生と）
学生との挨拶 　前日の記録物の提出、本日の実習内容の確認、学生の体調など同行訪問に行ける状況かの確認、同行訪問実習計画（記録）の相談を受ける	8:45	**実習指導者と挨拶** 　本日の実習内容の確認、体調など同行訪問に行けるかなど心配なことがあれば実習指導者に相談、着替え、同行訪問実習計画（記録）の相談、教員の訪問時間を実習指導者に伝える
学生の発表のサポート 　同行するスタッフの確認とサポート **自身の訪問看護**	9:00	**スタッフに挨拶と本日の同行訪問実習計画の発表** 　同行するスタッフ（看護師）に挨拶し、何時に訪問看護ステーションを出発するかなどの詳細の確認を行う **本日訪問する利用者の情報確認（カルテ等）と訪問看護計画の確認**
	9:15	**移動（自動車）** 　1 件目の訪問 　A さん（受け持ち利用者）3 回目の訪問 　バイタルサイン測定、手浴・足浴 　看護師がケアを行うのを見学するとともに、体位変換のサポートなどを行う
	11:00	**2 件目の訪問、看護師（A さんの担当看護師とは異なる）が A さん宅の近くへ迎えに** 　D さんの訪問。看護師から車中で D さんの情報提供 　バイタルサイン測定、健康状態の観察、服薬支援、清潔ケア、リハビリテーション、訪問看護記録
	12:40	**移動・帰社、昼食休憩**
	13:30	**実習指導者から声かけ。相談があれば行う**
実習担当者の訪問で気になることがあれば相談、打ち合わせ 自身の訪問看護	13:30	**教員の訪問、相談（1 時間ほど）** 　午後は、本日の記録の作成と明日の訪問者の情報収集
カンファレンス 　本日の訪問での質問など、必要時は同行スタッフに声をかける。明日の訪問者の確認と情報提供	16:30	**カンファレンス** 　本日の訪問の記録などに対し質問があれば聞く。明日の訪問者の確認と情報確認
挨拶 自身の訪問看護の記録と整理	17:00	終了、挨拶
退社	17:30	

実習指導者：保健師助産師看護師実習指導者講習会を受講した看護師。訪問看護ステーションによっては管理者や主任などが担うこともある

スタッフ：実習に同行する看護師（実習指導者ではない）

表13 受け持ち利用者 A さんへの1回目の訪問

学生目標：受け持ち利用者の状態観察と訪問看護師のケア状況を知る

担当看護師の訪問内容	時間	学生の行動・感想	実習指導者の支援
	10:15	訪問前にカルテから情報収集を約30分実施	・オリエンテーションで説明していることと結びつけて観察するように伝える
	10:45		
移動（自動車） 車中でAさんの状態と訪問看護内容を説明		担当看護師と自動車で移動 　情報内容：「寝たきり状態・胃ろうやバルンカテーテルが挿入されている。尿よりMRSAが検出されていること」などの情報を得る	①在宅は利用者が主体で、訪問者は客の立場であるため、その家の「生活の仕方」を尊重する姿勢で臨むよう説明する
訪問開始 ・玄関で訪問の挨拶をする。荷物を玄関口の所に敷物を敷いた上に置く。部屋には必要物品のみ持ち込む	11:00	・同じように荷物を置く	②家々で連絡の方法はさまざまであるため、訪問時に確認するように説明する
・洗面所で手洗い・予防着を着用		・洗面所で手洗い施行	③介護保険で高機能の褥瘡予防マットをレンタルできることを説明する
・利用者の部屋に入り、利用者への挨拶 ・連絡ノートからの情報収集		・同じように利用者に自己紹介と挨拶をする ・家族との連絡はノートで行っていることを知る	④訪問看護は、時間が決まっているなかで時間配分をし、ケアを実施する必要性を説明する
・体位変換モードをOFF ・マットをフラットにする		・褥瘡予防マットの操作を観察	
・バイタルサイン測定 ・口腔ケア・吸引 ・排泄状況の確認 ・服薬確認		・バイタルサイン測定の観察の値を教えてもらう	
・清拭・褥瘡処置 声かけや表情を観ながらケアする		・訪問看護の様子を観察する。発語がないようだが、表情があることに気づく	＊看護計画は、優先順位を考えて計画立案するが、3回目の訪問時に実施する計画は、優先順位が低くても学生が実施できそうなことを計画するよう促す
・体位変換モードをON ・片付け ・経過表への記録 ・手洗い		・多くのケアがあるのに時間通りに終了することに驚く ・手洗い	
・挨拶し退室	12:30	・同じように挨拶し退室	

表14　受け持ち利用者 A さんへの 3 回目の訪問

中間カンファレンスで、A さんの 2 回目までの訪問と情報収集で関連図と看護計画を確認。
看護計画は、　#1 感染のハイリスク（尿路感染・誤嚥性肺炎・褥瘡）
　　　　　　　#2 家族の介護疲労
　　　　　　　#3 臥床状態で気持ちの低下がある
教員・実習指導者から A さんの良い表情をしたのはどんなときだったかを確認。学生は、側臥位で背中を拭かれていたとき・足浴・手浴時だったと答える。話し合いのなかで、臥位状態であっても清拭でリラクゼーション効果があり、表情の変化につながった可能性に気づき、#3 の看護計画を考え、具体的な目標を検討した。

学生目標：受け持ち利用者に清拭や足浴を行い、表情が和らぐなどの変化に気づく

担当看護師の訪問内容	時間	学生の行動	実習指導者の支援
学生の計画を確認し一緒に段取りを決める		訪問前に担当看護師に看護計画を説明し、可能なやり方で清拭・足浴・手浴を実施したいことを伝える	・事前に担当看護師に学生の計画を伝え、行えるか確認。方法で無理がある場合は、実施可能な方法に調整する
訪問開始 ・玄関口で挨拶 ・洗面所で手洗い ・利用者の部屋に入り、利用者への挨拶 ・連絡ノートからの情報収集 ・体位変換モードを OFF ・バイタルサイン測定 ・通常ケア全般の実施	11:00	・玄関口で挨拶・荷物を置く ・洗面所で手洗い施行 ・同じように利用者に挨拶 ・バイタルサイン測定の実施	
・清拭・足浴・手浴の準備を学生と一緒に実施 ・学生が、清拭・足浴・手浴が素早くできるように助言やサポートを行う ・体位変換モードを ON ・経過表への記録 ・手洗い		①担当看護師と一緒に清拭・足浴・手浴を準備し実施。「声かけや表情を観ながら行う予定だったが、余裕がない」 ②担当看護師に側臥位を手伝ってもらい背部を清拭 ③足浴はベッド上で行う。手浴はホットタオルを使用し行う ④後片付け ・手洗い	ステーションに戻った後 ・担当看護師より計画の実施状況を確認する 「少し時間が押したが、A さんは、気持ちよさそうだった」 ・学生に計画を実施してみての感想や利用者の反応を確認する 「実施することで必死。表情まではわからなかった。でも、実施できてよかった」
・挨拶し退室	12:30	・同じように挨拶し退室	

表15 実習8日目：Hさんへの訪問看護の実際

学生目標：認知症の利用者の状態観察と家族支援について学ぶ

担当看護師の訪問内容	時間	学生の行動	実習指導者の支援
前回の訪問時に学生が同行することについて、利用者宅のホワイトボードに記入	先週の訪問時		
	前 日	前日や訪問前にカルテから情報収集を行う。1時間程度	・前日に、娘さんに学生の同行についてお願いする
移動（自動車） 車中でHさんの状態と介護者の状況について説明	10:45	担当看護師と自動車で移動 **情報内容：**要介護3で介護者は娘さんで昼間は就労している。「脳血管性の認知症とアルツハイマー型認知症」。陥入爪がようやく改善傾向にある情報を得る	①利用者の状態と結びつくように、認知症の類型を復習するように勧める ②高齢者は皮膚のトラブルが多いため、家族・デイサービスとどのように連絡・連携しているか確認する
訪問開始 ・チャイムを鳴らす ・利用者が、玄関の鍵を開けて招き入れてくれ、挨拶をする ・洗面所で手洗い施行 ・ホワイトボードから情報収集 ・デイサービスの連絡ノートの確認。処置物品を確認・補充する ・バイタルサイン測定 ・内服カレンダーに1週間分セットする ・足浴しながら、しりとりの実施 ・陥入爪の処置 ・コグニ体操を動画にあわせて行う ・ホワイトボード記入 ・手洗い ・挨拶し退室	11:00 12:00	・玄関先で自己紹介をする ・洗面所で手洗い施行 ・家族との連絡は、ホワイトボードで行っていることを知る ・デイサービスとの連携は、連絡ノートでやりとりをしていた ・バイタルサイン測定 ・足浴と処置の見学 ・一緒にしりとりやコグニ体操を行う。同じことを何度も話すのに、しりとりは言葉がスムーズに出てくることに驚く ・手洗い ・同じように挨拶し退室	③主治医との連携については、見学できないときには担当看護師にインタビューして確認するよう促す。必要時には、インタビューの調整を行う ④担当看護師に、実習後半に入っているため、安定している利用者のバイタルサインの測定を実施したいと伝える

状を認めることなく実習に来てくれることがほとんどです。

　学生が家族と同居している場合、家族がコロナ陽性者となった際などには、実習は欠席にしてもらっていましたが、2023年4月以降は、家族の心身の状況や感染対策により出席できるように担当教員と相談しています。

　この原稿を執筆している2023（令和5）年7月時点では、新型コロナウイルス感染症の陽性者がいるため、コロナへの対応が主となっていますが、在宅で疾病や障がいをもち暮らしている利用者、介護している家族のなかには、咳嗽や風邪症状に敏感な利用者もいることを学生、教員に伝え、個人の健康管理の重要性をあらためて認識してほしいと思います。

 訪問看護ステーション入口での対応

　「来訪者立ち入り時体温チェックリスト」に、日時、立ち入り時間、退出時間、所属名、氏名、対応者、検温結果、来所理由などを記載するようにします。感染対策として体温計は、非接触型のものを設置しています。感染対策の原則は手洗いですが、利用者宅の玄関には手洗い場がないため、アルコール消毒液（濃度70％以上95％以下のエタノール）により手指消毒を実施しています。

 マスクの着用

　2023年5月8日から新型コロナウイルス感染症が感染症法の2類から5類に変更になり、インフルエンザと同様の取り扱いになりましたが、通学〜帰宅まで、学生にはマスクを着用してもらっています。

 換気の実施

　訪問看護ステーション内では、換気を重視しています。教育機関側に十分な説明を行っていますが、それでも学生によっては、室内でこんなに寒いとは思っていなかったなど、戸惑いがあるようです。

第 5 章

実習の準備と手続き

─教育機関と実習施設、それぞれの取り組み─

I　教育機関の準備

　教育機関が臨地実習に向けて行う必要がある準備は、大きく３つあります。実習の企画、実習施設との契約、学生指導の準備です。

　まずは、教育機関の教育理念、教育目標、看護学実習の目標に照らし合わせた地域・在宅看護実習の目的・目標、内容を記した実習要項を作成し、実習記録様式（事前学習や評価様式を含む）を整えます。

　そして、実習施設との契約後は、実習施設ごとに学生の配置を行い、実習が近づいてから実習施設との打ち合わせを行います。また、学生への事前オリエンテーションを実施します。

　日本看護系大学協議会看護学教育向上委員会の「看護学実習ガイドライン」（https://www.mext.go.jp/content/20200114-mxt_igaku-00126_1.pdf）も参照してください。

1　実習要項の作成

　実習要項を前もって作成する目的は、学生が事前学習を行い、実習中の行動の指針として活用することで学習成果を上げることができるようにするためです。また、実習要項等に基づき、教員と実習指導者および実習指導者と学生が相互に円滑にコミュニケーションを図ることができ、実習施設の実習指導者と連携して効果的な実習指導を行うこともできます。

　実習要項には、実習目的、実習目標、実習スケジュール、実習記録、実習評価方法のほか、倫理面での配慮、評価と単位認定、姿勢や態度、個人情報の取り扱い、安全管理、保険加入や交通手段等を明示します。各教育機関によって、順番などが前後するところもありますが、示すべき内容は基本的に同じです。

■ 実習目的・実習目標

　実習目的は各教育機関の教育理念、教育目標ならびにディプロマ・ポリシー、カリキュラム・ポリシーおよびアドミッション・ポリシーとの一貫性をもって、実習科目の全体を考えて設定します（p.3 参照）。

　一方、実習目標は、設定した実習目的に対して、何をどの程度達成することを目指すのかを明確に示します。つまり、実習目標とは、実習目的を実現させるための到達目標のことです。実習目標を達成するために、学生は行動計画を作成することになります。

　教員は、実習目的と実習目標（＝到達目標）、行動計画（＝日々の実習目標）が連動するものであることを、学生が理解できるような表記を心がけましょう。

❷ 実習方法

実習学年と実習時期・単位数、実習施設の種別と日数、実習スケジュール、事前学習課題、オリエンテーション、実習施設でのカンファレンス、服装と持ち物等を項目ごとに記載します。

① 実習学年と実習時期・単位数

実習学年、実習時期（前期・後期）、単位数（時間数）などを示します。

② 実習施設の種別と日数

例えば、訪問看護ステーション5日間、地域包括支援センター2日間、学内実習3日間などの情報を記載します。

③ 実習スケジュール

日程ごとの実習場所、主な実習内容、準備物を丁寧に記載しておくと、詳細を説明した別紙などを配布しなくて済みます。学生や実習指導者が、その日の実習で何を行うのか、日々の実習目標をどこに設定すればよいかがわかるようにしておきましょう。

④ 事前学習課題

実習の事前学習について、課題と自主学習をそれぞれ記載します。課題内容、記録様式、提出締め切り、提出場所などを明記し、学生に明確に指示を出すようにしましょう。

課題内容が記載されていると、学生がどのような事前準備をしているのかがわかるので、実習指導者にとって指導の参考になります。

⑤ オリエンテーション

実習について、学内と実習施設、それぞれで行うオリエンテーション内容を記載します。

⑥ カンファレンス

学内実習や施設で行う中間カンファレンスや最終カンファレンスについて、目的と内容を明記し、所要時間や進行方法を示します。

❸ 記録

実習記録様式の種類や記録提出方法を記載します。記録はパソコン作成や手書きなど教育機関によって異なります。また、記録用紙ごとにパソコン使用と手書きを使い分ける場合もあるので、記録用紙の提出日時と作成方法がわかるようにします。

その他、実習最終日までの記録一式の提出方法についても、ファイルに綴ることや綴る順序、個人情報が記載されたメモ帳のシュレッダー処分などについて指示しましょう。順番に綴られたファイルであれば、教員は提出物を点検しやすくなります。

❹ 実習評価

出席日数、評価項目などの単位認定基準を記載します。評価様式を資料として要項に提示する場合もあります。また、学生の自己評価の有無や、評価者が誰かについても説明できるようにしましょう。

5 実習中の服装と持ち物

　通学時の服装、実習中の服装、靴下、履物など、病院実習と異なることが多いのが、地域・在宅看護実習です。ユニフォームを着用するのか、ポロシャツや綿パンなどの私服を着用するのかについては、教育機関ごと、実習施設ごとに異なります。

　実習施設によっては、靴下の指定があることもあります。色は白、黒、紺の模様なしで、くるぶし丈以上のものなど具体的な指示がされる場合もあるので、事前の打ち合わせで実習施設に確認しておく必要があります。

　頭髪の長さや髪色についての指示や、髪をまとめるゴムやピンの指示などは、教育機関ごとに規定がある場合が多いので留意します。

　また、電子テキスト（タブレット）の施設への持ち込みについては、事前に実習施設に確認しておきましょう。さらに家庭訪問に同行する際、職員と待ち合わせたり、帰りに学生だけで実習施設に移動する場合は、緊急連絡用として学生がスマートフォンを携帯する必要があります。その場合はスマートフォンを携帯する理由を明確にし、学生が誤解を受けないように配慮しましょう。

6 個人情報の取り扱い

[1] 対象者の個人情報の取り扱い

　学生は実習に際して、対象者の個人情報を容易に入手できる状況にあるため、看護学生として実習で知り得たことについては守秘義務が生じることを記載し、これによって、対象者の情報は実習目的以外で使用してはならないこと、また、守秘義務は実習終了後も継続することを示します。

　学生は、個人情報保護法を遵守するとともに、実習施設に対しては「看護学実習に伴う守秘義務に関する誓約書」（表 1）を提出する旨を記載しておきます（表 2）。以下、表 1〜8 について、看護大学で使用しているものを例として示しますが、専門学校でも参考にしてもらえればと思います。

[2] 実習記録の取り扱い

　実習記録は、教育機関ごとのルールに沿って記載し、地域・在宅看護実習独自の変更がある部分は、学生に正しく伝えることを意識しましょう（表 3）。

7 物品管理

　実習施設の備品、物品の使用について示します。教育機関から実習施設に持参する物品と施設で借用する物品を示し、大切に使用すること、実習終了時に数を確認して次のグループに引き継ぐか、教育機関に持ち帰るのかなどを指示します。

8 健康管理

　対象者に不利益を与えないため、また自分の健康の観点からも、健康管理を徹底し、感染症

表1 看護学実習に伴う守秘義務に関する誓約書（例）

看護学実習に伴う守秘義務に関する誓約書

_____

_____ 様

　私は、　　　年　　月　　日より　　　年　　月　　　日に実施する看護学実習において、下記の事項を遵守することを誓約いたします。

1．診療情報等の閲覧は実習指導者および教員の指導・許可のもと、指定された場所で行います。

2．実習中に知り得た個人情報は、実習目的以外で使用しません。また、許可なく公表したり第三者に話したりしません。

3．対象に関する討議や相談は、実習施設や大学内の限られた場で、限られたメンバーで行います。休憩時間の雑談には十分注意するとともに、このような場で聞いた話を他者にしません。

4．公共の場（公共交通機関はじめ多くの人が往来または集まる場所等）で実習に関する話はしません。

5．SNS（Facebook、LINE、Instagram、Twitter 等）に実習に関することは一切書きません。

6．実習記録用紙等の記載の際には、氏名や住所等の個人情報を第三者が特定できないようにします。

7．実習記録用紙等の置き忘れや紛失をしないよう十分注意します。

8．実習が終了した後も、所持している対象の情報および実習記録用紙等の一切を第三者に公表せず、必要がなくなったときには適切に破棄します。

　　　　　　　　　　　　　　　　　　　　　　　　　　　　年　　　月　　　日

○○大学　看護学部看護学科　学籍番号 _____　氏名 _____

表2　守秘義務に関する誓約書に記載する内容（例）

- 診療情報等の閲覧は教員および実習指導者の指導・許可のもとに、指定された場所・方法で行う。
- 対象に関する討議や相談は実習施設や大学内の限られた場、限られたメンバーで行う。休憩時間の雑談の話題とすることを禁止する。また、実習中に聞いた話を他者にしてはならない。
- 公共の場（公共交通機関、路上、食堂、その他多くの人が集まる場所等）では実習に関する話はしない。
- SNS（Facebook、LINE、Instagram、Twitter など）に実習に関することは一切記載してはならない。また、写真の掲載も禁止する。
- 対象者の氏名や住所等の個人情報は、記録用紙に記載しない。また、実習終了後は個人情報を記載したメモ帳等は破棄する。
- 実習終了後も守秘義務は継続する。

表3　実習記録の取り扱い（例）

① 実習記録は、手書きを原則とする。
② 実習記録等の対象者氏名は任意のアルファベット1文字とし、イニシャルは使用しない。年齢は〇歳代（乳幼児の場合は月齢）と記述する。既往歴、現病歴の年については、20××年のように実年を伏せて記載する。施設名、初回訪問や相談の年月日、生年月日、住所、電話番号、ID等、個人が特定される情報は記載しないなど細心の注意を払い、対象者が特定できないように工夫する。
③ パソコンやスマートフォンなどインターネットに接続された機器を用いて個人情報の入力を行わない。
④ 対象者に手渡すパンフレット等をパソコンで作成する場合は氏名を空欄にし、手渡しするときに記入する。
⑤ 実習記録ファイルは穴あきタイプ（2穴以上）で透けないものを用いる（記録用紙がファイルから落ちないようにするため、バネ押さえ式バインダーは使用禁止）。
⑥ メモ帳は、ばらばらになることや紛失することを防ぐため、ノート形式のものを用いる。
⑦ 移動時の記録物の紛失や置き忘れを防止するために、実習施設と大学以外の立ち寄りを可能な限り避ける。
⑧ 実習記録の置き忘れを防止するために、通学時は手荷物を1つにまとめ、記録物の出し入れをしない。実習施設内で実習記録を携帯して移動する場合も、持ち物を1つのバッグにまとめ紛失しないように注意する。
⑨ 実習記録類の提出は、教員に指定された方法で行う。他者を介さず直接、教員に提出するか、決められたボックスに投函する。
⑩ ケースカンファレンスでは、個人情報が不必要に開示されないように注意する。
⑪ コピーを行う場合は、原則として学内および実習施設の機器で行い、コンビニエンスストアなどの外部でのコピーはしない。コピー終了後は原本の取り忘れがないか必ず確認する。
⑫ 実習終了後の記録の保管は、学生個人の責任のもと管理する。個人情報を記載した記録用紙、メモ類はそのまま捨てず、シュレッダーにかけて裁断する。

の予防と早期発見に努めることを示します。

　学生には、自己の健康状態を把握し、日頃から手洗いや含嗽を励行するとともに、感染防止に必要な知識・技術・態度を身につけるように教育機関が指導します。

　また、実習中はスタンダードプリコーション（標準予防策）を遵守するとともに、実習施設の感染予防に関する規定に従うことを指示します。

　実習準備段階、実習直前、実習中と、それぞれの時期に注意することや教育機関の感染症発

表4　健康管理に関するルール（例）

健康管理
対象者に不利益を与えないため、また自分の健康の観点からも、以下に関してはその管理を徹底し、感染症の予防と早期発見に努める。

1．事前準備	1）大学が定めた各種抗体価検査を済ませ、自分の状況を把握するとともに、必要に応じてワクチンなどの接種を受ける。 　大学が定めた抗体価検査項目：麻疹、風疹、水痘、流行性耳下腺炎、B型肝炎 2）原則としてインフルエンザの予防接種を受ける。 3）事前に腸内細菌検査が必要な施設では、定められた期限までに検査を受ける。 4）スタンダードプリコーションの原則や感染予防策などに関する事前学習を十分に行う。
2．実習直前の健康管理	1）実習前から心身ともに健康な状態で実習に臨めるように、自らの健康保持に努める（食事や睡眠、含嗽や手洗いなどの感染対策）。 2）実習2週間前から実習期間中は以下の行動制限を行う。 ・感染流行地域への不要不急の訪問を自粛する。 ・感染流行地域からの訪問者との接触を自粛する。 ・人が多く集まる場所への参加、混雑する場所での飲食はできる限り避ける。 ・アルバイトを行わない。 3）実習2週間前から毎朝、体温測定を行い「健康管理チェック表」（表5）に記載し、実習開始前に教員の確認を得る。記載方法、チェック項目、留意事項などの詳細は健康管理チェック表を参照のこと。 4）実習開始にあたり健康上気がかりなことがある場合は、あらかじめ教員に相談する。 5）体調を崩したときは必ず教員に相談し、早めに対応する。
3．実習中の対策	1）含嗽や手洗い、マスク着用を徹底し、感染症の予防に努める。 2）実習施設の感染症対策に遵守した行動をとる。 3）毎朝、体温測定を行い「健康管理チェック表」に記載し、実習開始前に教員の確認を得る。 4）対象者のケアを行う場合は、スタンダードプリコーションの原則に基づいて行う。また、対象者の状態によっては、教員および実習指導者の指導のもとに予防策を追加する。 5）学生に感染症罹患の疑いがある場合には、実習を中止することがある。感染様症状を自覚したら、速やかに教員に相談し対処する。場合によっては、診断書の提出を求めることがある。感染症罹患時は、感染症発生時の対応フロー図に沿って報告する。 6）インフルエンザ等の学校感染症に罹患した場合は、一定期間出席停止となることがある（学校保健安全法施行規則第18条・19条）。
4．針刺し事故および血液等の汚染	事故発生時は、直ちに傷口を多量の流水で洗浄するとともに、消毒用アルコール、ポビドンヨード液で消毒する。さらに、インシデント・アクシデントが発生した場合の報告・指示ルートに従って報告する。教員は施設側と相談のうえ、必要であれば医師の診断、検査、処置を手配する。

表5　健康管理チェック表（例）

学籍番号：　　　　　　　　　氏名：

【記載の方法】

1. 実習開始2週間前からチェック表を用いて体調を観察し、記録する。
2. 毎朝、体温測定をする。
3. 体温以外の主な症状がなければ「✓」を、あれば「○」をつける。その他の気になる症状があれば記載する。
4. この用紙は、実習開始前に必ず教員に提出して確認をとる。

症状 ／ 日付	月　日（　）	月　日（　）	月　日（　）	月　日（　）
1. 体温	℃	℃	℃	℃
2. 体温以外の主な症状				
咳				
痰				
咽頭痛				
鼻汁・鼻閉・くしゃみ				
筋肉痛・関節痛				
倦怠感				
腹痛				
下痢				
嘔気・嘔吐				
眼症状（充血、痛み、流涙、眼脂など）				
3. その他の気になる症状				
4. 教員のサイン				

【注意事項】

1. 以下に該当する場合には、登校する前に教員に連絡し指示を受ける。
   　① 37.0℃以上の発熱
   　② 眼症状がみられる
   　③ 上記2の症状がひどい、あるいは複数の症状がある
2. 手洗い、含嗽を励行する。

表6　学校感染症の種類と出席停止期間の基準

	感染症	出席停止期間
第1種	エボラ出血熱、ペスト、急性灰白髄炎（ポリオ）、ジフテリア、SARS、鳥インフルエンザ など	治癒するまで
第2種	インフルエンザ	発症した後5日を経過し、かつ、解熱した後2日を経過するまで
	百日咳	特有の咳が消失するまで、または5日間の適正な抗菌性物質製剤による治療が終了するまで
	麻疹	解熱したあと3日を経過するまで
	流行性耳下腺炎	耳下腺、顎下腺、または舌下腺の腫脹が発現したあと5日を経過し、かつ、全身状態が良好になるまで
	風疹	発疹が消失するまで
	水痘	すべての発疹が痂皮化するまで
	咽頭結膜熱	主要症状が消退したあと2日を経過するまで
	新型コロナウイルス感染症	発症したあと5日を経過し、かつ、症状が軽快したあと1日を経過するまで
	結核、髄膜炎菌性髄膜炎	症状により、学校医その他の医師において感染のおそれがないと認めるまで
第3種	流行性角結膜炎、腸管出血性大腸菌感染症、細菌性赤痢、コレラ、腸チフス、パラチフス、急性出血性結膜炎、その他の感染症*	

＊その他の感染症：感染性胃腸炎（ノロウイルス感染症）、マイコプラズマ感染症、溶連菌感染症、伝染性膿痂疹等、条件によっては出席停止の措置が必要と考えられる感染症とする

症時の対応フローなども提示して、ルールを明確にしておきましょう（表4）。また、学生が健康状態を記録する用紙（健康状態チェックリスト）への記入方法を示します（表5）。

　さらに、インフルエンザ等の学校感染症に罹患した場合の対応についても触れておきます（表6）。

9 災害時の対応

　地域・在宅看護実習では実習施設が多様で、かつ同時に複数施設で実習していることから、教員が同行していない場合もあります。災害発生時には実習指導者の指示に従い実習施設の指定避難場所に移動することや、教員や教育機関への連絡方法について記載します。また、通学中の場合の避難方法についても事前に確認しておくように指示し、教員および実習施設への連絡方法を確認しておきます。

2　実習施設に関する準備

1　実習施設の要件

　実習施設を開拓することは、学生の実習環境を整えるために重要です。教育機関の教育方針について実習施設に説明し、合意を得たうえで契約しましょう。

　教育機関は、実習施設について文部科学省や都道府県への書類の届出が必要です。実習施設としての許諾には、時間を要する場合もあるので、余裕をもって手続きしましょう。実習施設を追加する場合は、その都度文部科学省や都道府県への申請が必要です。

　まずは、各教育機関が設定する看護学実習科目における臨地実習目標を達成できる条件を満たした施設であることを確認します。臨地実習目標を満たすために必要な実習指導者が存在し、教育機関との連携・協働体制が明示されていること、実習中の安全管理体制が整備されている必要があります。

　地域・在宅看護実習の実習施設としては、訪問看護ステーション、地域包括支援センター、看護小規模多機能型居宅介護事務所、居宅介護支援事業所、デイサービスセンター、病院の外来や地域連携室、地域活動支援センター、市町村、社会福祉協議会などがあげられます。

2　実習契約

　実習施設の合意を得たら、教育機関と施設間で実習に関する契約書を交わします。契約時には実習費についても確認しておきましょう。契約に含む望ましい内容は、以下のとおりです。
　①実習期間
　②学生利用可能施設および設備
　③指導体制
　④安全管理体制（事故や災害発生時の対応、感染予防対策など）
　⑤実習に伴う経費

3　連携・協働の仕組みづくり

　教育機関は、実習施設などとの連携促進を目指した研修等を実施することや、実習施設等の現任教育への参画および非常勤教員を採用することなどにより、両者の連携・協働を図る仕組みを整えます。

　実習施設に対して、保健師助産師看護師実習指導者講習会への職員の参加を促していくことで、看護教育における実習の意義や実習指導者の役割、指導方法を学んでもらうことは、連携・協働の仕組みづくりに有効です。

4　実習施設との打ち合わせ日程調整

　教員は実習施設との事前打ち合わせの日程調整を主導し、打ち合わせの準備を行います。事前打ち合わせ方法としては、複数の実習施設が集合し合同で行う方法や、施設に教員が出向

く方法があります。また、近年はオンラインでの事前打ち合わせも行われるようになっています。効率のよい打ち合わせ方法を工夫していきましょう。

例えば、オンラインでの打ち合わせ方法として、複数の実習施設合同での全体説明を行い、その後にブレイクアウトルームなどで施設別の打ち合わせを行うなどの方法をとると、実習施設同士の学生指導方法に関する情報交換の場になります。

⑤ 実習施設との打ち合わせ資料

資料は打ち合わせ当日に持参します。打ち合わせに要する時間が長いと実習施設の本来業務に支障が出るため、会議次第や実習の要点をまとめた資料を事前送付しておくことで、短時間で打ち合わせを実施できるようにすることが重要です。

打ち合わせ用に準備する資料は、会議次第、実習期間と学生の人数、実習生名簿、実習要項、感染対策・健康管理チェック表、看護技術チェックリスト、受け持ち対象者に関する同意書や誓約書、実習施設用情報などです。

⑥ 打ち合わせ内容

実習指導者と教員が共通理解すべき内容は、以下になります。
①実習要項をもとにした実習目標と実習科目の評価方法・評価基準
②指導上での教員と実習指導者の役割分担
③実習指導者と教員がもつ責任の範囲
④実習プロセスにおける各学生の学習進度の情報交換の方法
⑤指導方法の方針
⑥実習施設ごとの確認事項（実習時間、集合時間、集合場所、学生用ロッカーの有無、服装、持ち物等）
⑦特別な配慮が必要な学生の情報

①～⑥は、年度ごとに実習打ち合わせとして行い、⑦は実習が近くになってから打ち合わせるなど、打ち合わせを目的別に分けて実施する方法もあります。目的により実習施設の出席者が変更になることもあり、教育機関の実習時期に応じて、打ち合わせ時期と内容も変わります。

例えば、5月から実習を開始する場合、年度当初の4月は、教育機関、実習施設、共に忙しいため、前年度の2～3月に①～⑤について打ち合わせを行い、4月以降に⑥の打ち合わせを行うという方法もあります。

⑦ 学生が実施できる看護技術

学生は保健師助産師看護師学校養成所指定規則において、臨地実習の履修が義務づけられています。臨地実習で対象者へ提供する看護ケアについては、「看護師等養成所の運営に関する指導ガイドライン」の別表13-2「看護師教育の技術項目と卒業時の到達度」に基づき、教育機関ごとに、看護技術項目到達度を準備します。到達度レベルには、「学生が単独で実施できる」「指導の下で実施できる」「看護師等の実施を見学する」等があります。

　学生が経験できる看護技術については、到達度レベル「単独で実施できる」の項目であっても、教員と実習指導者が事前に十分に話し合い、合意しておく必要があります。

　学生個々が、看護技術の実施に向けての経験値や事前学習による準備状況は異なる場合もあるため、すべての学生が同じ看護技術を経験するということではありません。教員は学生の事前準備状況を確認し、対象者と家族の了解を得たうえで、実施可能であるかを実習指導者に判断してもらうことを伝えましょう。

❽ 学生の実習配置

　学生の実習配置を行う場合、実習場所への通学が可能かということのほかにも、2 名 1 組となることもあるため、学生間の関係性も考慮して配置します。規模によっては、一度に 1 名しか受け入れられない訪問看護ステーションもあります。

　実習施設によっては公共交通機関以外の通学方法を許可している場合があり、学生の通学手段によって遠方でも配置できることがあります。また、学生の居住地調査時に、自宅以外からの通学の可否を調査することで、配置施設の選択肢が拡大することがあります。

　さらに、学生を配置する際の配慮としては、実習施設内に親族が働いている、その施設を親族が利用している、その他学習上妨げになる条件がある場合には、個別に対応する必要があります。

③　実習指導者との調整

❶ 到達目標の共有

　教員および実習指導者は、実習要項に記された到達目標を十分理解して協働すること、看護ケアの提供にあたっては、学生が経験できる看護ケア技術について、両者間で十分に調整します。

　「看護師教育の技術項目と卒業時の到達度」に基づいた教育機関ごとの看護技術項目到達度を共有しておくとよいでしょう。

❷ 役割分担の明確化

　教員は、学生個々のレディネスや指導上の留意点などについて実習指導者と共有し、指導計画を調整します。教員は概念化や思考過程の整理の仕方のアドバイス、実習指導者は看護職者としての役割モデルとなることが、主な役割であることを明確にしておきましょう。

❸ 連絡方法の確認

　実習期間中に実習指導者から教員に連絡をする際の連絡先と連絡方法を確認しておきましょう。教員は実習施設の巡回（ラウンド）で学内にいないことがあるため、連絡方法を必ず確認しておきます。

❹受持ち対象者の情報

　看護過程の展開を学習する目的で、1人の対象者を学生が担当させてもらう場合があります。

　実習開始前までに対象者の概要を実習施設から教育機関に提示してもらいたい場合は、どのような情報がほしいのかを明確に伝え、記入用紙を工夫して、実習指導者の負担の省力化に努めましょう。

　また、記入してもらう際には、個人情報になるため、対象者の氏名は記載せず番号で取り扱う、年齢は年代で書くなど、個人が特定されないような記載を依頼します（表 7）。さらに、パスワードを設定してメールに添付する、教員の巡回時に手渡すなど、情報の受け渡し方法についても事前に確認しておきましょう。

4　実習オリエンテーション

❶開催時期

　教育機関における学生への実習オリエンテーションは、全体オリエンテーションのほか、実習施設別のオリエンテーションが必要です。全体オリエンテーションは実習学年の年度当初等、実習時期の 1〜3 か月前までに実施します。

　地域・在宅看護実習は、学年全体で一斉に実習に出ることは難しく、ローテーションで実習に行くことが多いため、学生の実習施設配置の発表後に、実習施設別のオリエンテーションが必要となります。

❷配布資料

　実習要項と記録様式セット、実習施設配置一覧表を用いると説明しやすく、学生も指示されたページを確認しやすくなります。なるべく配布資料の種類を減らし、実習要項に集約して記載しておくとよいでしょう。

❸内容

　実習オリエンテーションでは、主に次のような内容を紹介します。

　①実習の目的・目標、実習内容の説明

　②実習期間、実習時間、学内実習の集合時間と集合場所：実習時間は施設ごとに異なる場合があることを補足しておきます

　③実習日ごとのスケジュールと使用する記録用紙

　④実習施設でのカンファレンスの進め方：進行役割を誰が担当するのか、カンファレンスの所要時間、使用する資料の確認をしておきます

　⑤記録用紙の提出時期と提出場所、実習終了後の記録用紙の保管方法

　⑥実習中の服装と持ち物、実習前からの健康管理について

　⑦評価：出席日数と評価項目を確認します

表7　受け持ち療養者情報用紙（例）

○○大学　在宅看護学領域　　　　　　担当教員　　　　　　　　　　宛

受け持ち対象者様の情報

ID	年代	性別	介護度	認知症自立度判定基準	傷病名	家族構成	訪問看護（医療保険・介護保険）	利用サービス
1		男・女	要支援（1・2）要介護（1・2・3・4・5）その他：	Ⅰ, Ⅱa, Ⅱb, Ⅲa, Ⅲb, Ⅳ、M			医療・介護（訪問曜日）月・火・水・木・金	
2		男・女	要支援（1・2）要介護（1・2・3・4・5）その他：	Ⅰ, Ⅱa, Ⅱb, Ⅲa, Ⅲb, Ⅳ、M			医療・介護（訪問曜日）月・火・水・木・金	
3		男・女	要支援（1・2）要介護（1・2・3・4・5）その他：	Ⅰ, Ⅱa, Ⅱb, Ⅲa, Ⅲb, Ⅳ、M			医療・介護（訪問曜日）月・火・水・木・金	
4		男・女	要支援（1・2）要介護（1・2・3・4・5）その他：	Ⅰ, Ⅱa, Ⅱb, Ⅲa, Ⅲb, Ⅳ、M			医療・介護（訪問曜日）月・火・水・木・金	

＊実習開始の前週の○曜までにお知らせください。

連絡事項

事業所名＿＿＿＿＿＿＿＿
ご担当者名＿＿＿＿＿＿＿
ご連絡先＿＿＿＿＿＿＿＿

＊Eメール添付でお願いします。（メールアドレス）＿＿＿＿＿＿＿

⑧欠席する場合の連絡先と連絡方法：実習施設では、学生を訪問に同行するための時間設定をしている場合があるので、欠席の場合は連絡が重要であることを伝え、いつまでに、どこに電話をするのかを、必要な理由とともに説明します

⑨実習施設ごとの担当教員の発表：施設ごとに担当教員が決まっている場合は発表し、実習施設に関する質問などを誰にすればよいかを伝えておきましょう

Ⅱ 実習施設の受け入れ準備

　学生実習を受け入れることは、実習施設にとってどんな意味があるでしょうか。臨床の場で新人看護師や看護学生の姿をとおして、自身を振り返る体験をしたことがある看護師は多いのではないでしょうか。

　日々の忙しさに加えて、看護学生を受け入れることは、職員にとって大きな負担と感じるかもしれません。

　しかし、看護学実習を受け入れることで、現代の看護教育を知ることができます。学生をとおして、臨床実践で常識だと思っていた看護技術が進展していることに気づく場合もあります。また、看護学生と接することで、ベテラン看護師が初心を思い返すこともあります。そして、職場のなかに新しいリズムが生まれ、職場の活性化につながります。さらに、利用者と家族の日常に新しい風を送り込むケアにつながる場合もあります。

　地域包括ケアシステムにより、医療のパラダイムシフトが起こり、暮らしの場における看護への期待は高まっています。少子高齢化の時代に地域・在宅の場で活躍する看護人材の育成に向けて、実習にかかわる職員は、看護職者としての役割モデルとなります。また、施設が看護実習施設として参画することは、世の中のニーズに応えることになり、社会的意義があります。

　地域・在宅看護実習の内容は、教育機関ごとに異なります。受け入れ準備を整えて、教育機関と実習施設の双方にとって効果的な実習になるように備えましょう。

 実習契約の確認

　実習契約書類は、教育機関が作成します。契約書の内容について確認し、合意できる場合は、教育機関との実習に関する契約書を交わします。契約時に、実習費（実習への協力謝金）についても確認しておきましょう。

　契約に含まれることが望ましい内容は、以下のとおりです。

・実習期間

　・学生利用可能施設および設備
　・指導体制
　・安全管理体制（事故や災害発生時の対応、感染予防対策など）
　・実習に伴う経費
　なお、実習契約書類は、毎年書類を交わす方法や、内容に変更が生じなければ自動更新する方法などがありますので、内容をしっかり確認して合意することが重要です。

2　教育機関との打ち合わせ

1 打ち合わせ日程調整

　実習に関する打ち合わせについては、教育機関から実習時期にあわせて日程調整の連絡があります。レセプトの時期を避けるなど、事業所の都合を教育機関に事前に伝えておきましょう。

　事前打ち合わせ方法としては、実習施設が教育機関などに集合して合同で行う方法や、実習施設に教員が出向く方法があります。また、近年はオンラインでの事前打ち合わせも行われるようになり、効率よい打ち合わせ方法について、実習指導者から提案することも可能です。

　例えば、オンラインでの打ち合わせ方法として、複数の実習施設への合同説明会の後に、ブレイクアウトルームなどで施設別の打ち合わせを行う方法などをとると、他の実習施設の様子がわかり、学生指導方法に関する情報交換できる場合もあります。

2 打ち合わせの内容

　実習指導者と教員が共通理解するべき内容としては、
　・指導上での教員と実習指導者の役割分担
　・実習指導者と教員がもつ責任の範囲
　・実習要項をもとにした実習目標と実習科目の評価方法・評価基準
　・実習プロセスにおける各学生の学習進度の情報交換の方法
　・指導方法の方針
　・特別な配慮が必要な学生の情報
などです。特別な配慮とは、実習に影響するような学生の持病や障がいのこと、また、動物アレルギーやハウスダストのことなどを指します。

　実習指導を直接担当する職員と教育機関の教員による打ち合わせでは、施設実習の何日目までにどのような実習目標を達成させるかなどの学習の進度にかかわることや、学生個々に関する配慮事項を確認するなど、具体的な実習内容にかかわる打ち合わせを行います。

　地域・在宅看護実習の到達目標は教育機関ごとに異なります。また、実習時の授業進度も教育機関ごとに異なるため、実習指導者はそれぞれの教育機関の実習目的と実習目標、実習学年を確認しておきましょう。

　実習の打ち合わせの際には、授業進度と学生の他領域実習の経験の有無を確認し、看護技術について「見学まで」や「実施可能」など、教育機関ごとに異なるものもあるため、必ず確認しておきます。

　実習施設ごとに確認する内容としては、実習時間、集合時間、集合場所、欠席等の連絡方法、連絡可能な時間帯、学生用ロッカーの有無、服装、持ち物、カンファレンスの時間、学生に事前学習してほしいことなどです。

３ 実習施設としての環境整備

　実習施設は、保健師助産師看護師学校養成所指定規則が定める要件を維持するとともに、実践を基本とする質の高い実習指導を提供するため、実習指導者、物品、設備等の環境を整備する必要があります。

１ 実習指導者

　実習施設は、各施設における看護職者のキャリア開発などの規定に基づき、学生指導を担当できる看護職者を実習指導者として選定します。実習期間中は一貫して同一人物が実習指導を担当できる体制が望ましく、さらに実習指導者を教育する仕組みを有していることが望まれます。

　保健師助産師看護師実習指導者講習会に職員が参加することにより、看護教育における実習の意義や指導者の役割、指導方法を学ぶことができ、効果的な実習指導を行うことができます。

２ 物品準備と設備

　実習施設は、学生が学習するために必要な物品について、教育機関と調整して整備をします。また、設備として、学生用の鍵のかかるロッカーや記録場所、昼食場所を用意し、実習記録等の保管場所も決めておくとよいでしょう。

　訪問看護ステーションでは、医師の「訪問看護指示書」「訪問看護計画書・報告書」を見ることも、看護実践の根拠を学ぶために重要になります。また、介護支援専門員（ケアマネジャー）の居宅サービス計画書（ケアプラン）、障がい児・者の場合は相談支援専門員の支援計画書類等を学生が見ることができるように整理しておくと、ケアマネジメントへの理解が深まります。

　医療用の手袋やエプロン、マスク、消毒用アルコールなどの衛生材料等については、実習施設が準備するのか教育機関から持参するのかを、打ち合わせの際に確認しておきましょう。

　新型コロナウイルス感染症の流行下での実習時、訪問看護ステーションが使用するマスクがN95であるのに対し、教育機関が準備したものがサージカルマスクであったことで課題が生じた例があります。家庭訪問時に職員と学生が異なるマスクだったことで、利用者と家族が不安を抱いたのです。予算的な課題もあるため、特殊な物品を教育機関に準備してもらうとき

は、事前に確認しておきましょう。

　また、学生が使用する電子血圧計や聴診器等を教育機関から持参してもらう場合は、教育機関が学外に持ち出せる機器の有無を早めに確認しておきましょう。

　家庭訪問時に自転車を使用する場合は、自転車を誰が準備するのかを確認し、教育機関が準備する場合は、いつ、どこに運搬したらよいかを伝えます。訪問看護ステーションが準備する場合は、メンテナンス方法やその費用等について教育機関に確認しておく必要があります。

❸ 学生の受け入れ人数

　実習施設の種類や規模に応じて、学生を受け入れられる人数が左右されるため、職員の人数や実習指導者数で決めるだけでなく、学生の記録スペースや休憩室等の準備ができるかどうかも踏まえ、教育機関と協議して決定します。

実習受け入れ対象者の準備と倫理的手続き

❶ 対象者の選定

　学生が家を訪問することについて、対象者と家族に同意を得ておきます。職員との同行訪問について同意を得た場合は、見学まで可能であるか、学生が看護ケアを職員と一緒に行うことまで可能であるかなど、対象者と家族の意向を必ず確認しておきましょう。また、学生の性別によっても受け入れを拒否する対象者と家族もいますので、注意が必要です。

❷ 臨地実習に関する説明と同意

　学生が臨地実習として対象者に看護ケアを提供するにあたっては、対象者や家族に文書を用いて十分な説明を行い、文書による同意を得ることが原則です。

　対象者に対して看護ケアを提供する最終責任は実習施設となることから、実習施設および教育機関が連名で説明・同意文書を作成する必要があります。やむを得ず、口頭のみで同意を得た場合には、その内容を記録として残すことが必要です。

　説明・同意文書は 3 枚の複写式印刷物等を用いて、対象者、実習施設、教育機関がそれぞれ 1 枚ずつ保管することが一般的です。ただし、個人情報が含まれる書類を実習施設から教育機関に持ち出すことになるため、管理方法等については十分に調整する必要があります。

　説明・同意文書には、学生による看護ケアの提供を拒否できること、同意した後であっても拒否することが可能であること、拒否によって診療、看護ケア等における不利益を被ることはないことを明示します（表 8）。

❸ 学生記録の取り扱い

　学生の記録様式について、対象者等の個人情報（氏名、現住所、勤務先、勤務先住所など個人を特定することができる情報）を記載しないことを事前に教育機関に確認し、学生について

表8 看護学実習説明書・同意書（例）

看護学実習説明書・同意書

　○○○大学看護学部看護学科＿＿＿＿＿＿年生の＿＿＿＿＿＿＿＿＿＿＿＿＿＿＿＿＿＿＿＿実習にあたり、
＿＿＿＿＿＿年＿＿＿＿月＿＿＿＿日より＿＿＿＿月＿＿＿日までの間、看護学生が日常生活の援助及び診療
の補助などの看護援助実習を看護師の指導のもとに、実施させていただきたく存じます。
　なお、学生の臨地実習は、以下の基本的な考え方に基づき臨むことにしております。看護教育
の必要性をご理解いただき、ご協力をお願いいたします。

1. 学生が看護援助を行う場合には、事前に十分かつ分かりやすい説明を行うとともに、ご本人・
   ご家族からの同意を得ます。
2. 学生が看護援助を行う場合には、安全性の確保を最優先とし、事前に看護師や教員の助言・
   指導を受けてから行います。また、学生が看護援助を行う際は、看護師や教員の助言と指導・
   監督のもとに行います。
3. ご本人・ご家族が、学生の実習に関してご意見やご質問がある場合は、いつでも教員や看護
   師にお尋ねください。
4. ご本人・ご家族は、学生の受け持ちに同意した後も、学生が行う看護援助に対して拒否をす
   ることができます。また、お断りになったことを理由に看護及び診療上の不利益を受けるこ
   とは一切ありません。
5. 学生は、実習をとおして知り得たご本人・ご家族に関するいかなる情報についても、これを
   他者に漏らすことはありません。また、プライバシーの保護には十分留意いたします。

　　　　　　年　　　　月　　　　日

　　　　　　　　　　　　実習施設名　＿＿＿＿＿＿＿＿＿＿＿＿＿＿＿＿＿＿＿＿＿＿＿＿

　　　　　　　　　　　　　　実習指導者氏名　＿＿＿＿＿＿＿＿＿＿＿＿＿＿＿＿＿＿＿＿

　　　　　　　　　　　　大　学　名　○○○大学看護学部看護学科＿＿＿＿＿＿＿＿＿＿

　　　　　　　　　　　　　　担当教員氏名　＿＿＿＿＿＿＿＿＿＿＿＿＿＿＿＿＿＿＿＿＿

　　　　　　　　　　　　　　　学生氏名　＿＿＿＿＿＿＿＿＿＿＿＿＿＿＿＿＿＿＿＿＿＿

上記の説明を受け納得したので、実習において学生が私の担当となることに同意します。

　　　　　　年　　　　月　　　　日

　　　　　　　　　　　　氏　　名　＿＿＿＿＿＿＿＿＿＿＿＿＿＿＿＿＿＿＿＿＿＿＿＿＿

　　　　　　　　　　　　（代理同意者氏名）　＿＿＿＿＿＿＿＿＿＿＿＿＿＿＿＿＿＿＿＿

は施設に対する守秘義務に関する誓約書（p.135、表 1）を提出してもらい、学生に守秘義務の重要性の自覚を促すこともよいでしょう。実習施設に誓約書の様式がない場合は、教育機関が用意しているものを使用します。

　また、実習中、学生名とケアを提供する対象者名を連結させる文書は実習施設から持ち出さないこと、後日に調査が必要となる場合に備えて、一定期間実習施設に保管し、保管期間終了後に破棄するなど、教育機関と実習施設の間で調整する必要があります。なお、記録はイニシャル表記とし、年齢は年代で記載するなど、個人情報の保護について注意を促しましょう。

4 電子カルテなどの診療記録の取り扱い

　個人情報の取り扱いや患者等の情報プライバシーに関して、実習要項への記載確認だけでなく、実際にどのようにしているのかを教育機関に確認しておきましょう。

⑤　看護ケアの実施

　学生は保健師助産師看護師学校養成所指定規則において、臨地実習の履修が義務づけられています。臨地実習で対象者へ提供する看護ケアについては、教育機関において実習前までに看護学基礎教育のなかで学修し、実施の安全性を確認しています。

　看護ケアについては、教育機関ごとに、①学生が単独で実施できる技術、②教員や看護師等の指導の下で実施できる技術、③看護師等の実施を見学する技術などの指標があります。

　学生が経験できる看護ケアについて、教員と事前に十分に話し合い、基準等について合意しておく必要があります。

　看護ケアを実施するにあたっては、学生個々についてのこれまでの看護学実習経験値や事前学習などの準備状況を確認し、実施可能か見学するかを実習指導者が判断します。

⑥　実習施設の職員（スタッフ）への周知

　実習に関する情報は、掲示などによって職員に事前に知らせておきます。教育機関名、対象学生の学年、人数、期間を示すほか、実習生にかかわる職員には、看護ケアの実施範囲も情報提供しておきましょう。

　管理者は、職員への負担軽減の配慮から、実習について実習指導者のみで準備を進めてしまうことがあります。しかしその結果、実習指導者以外の職員の学生実習への関心が薄くなってしまうことがあります。

　学生実習にかかわることで、職員自身が自分の実践の見直しや振り返りをする機会になります。学生を受け入れることが職員の成長につながることを職員間で共有し、実習施設全体で学生を迎え入れる雰囲気をつくりましょう。

学生が生き生きと、のびのびと実習できる体制は、実習指導者に限らず施設全体の受け入れ姿勢によって築かれます。新卒で地域・在宅看護領域に就職する学生も増えていますので、学生が職員となる機会の創出につながることを職員に周知し、施設全体で学生を育てる風土づくりをしていきましょう。

Ⅲ 安全管理体制の構築

1 実習中の学生の健康被害に対応できる保険の加入

実習を行う学生および教員は、他者の物損障害等に対する個人賠償責任のみの保険だけではなく、学生の針刺し事故で治療が必要となるなど、実習中の学生自身の感染事故、実習施設への通学時の事故、臨地実習において対象者に感染させ治療費用の支払いが必要になった場合などに対応できる学業費用保険に加入しましょう（第7章、p.190参照）。

2 感染予防対策

❶ 健康観察

教育機関は、感染対策の基本方針を作成し、健康観察を実施します。学生は実習2週間前から、体温測定や全身状態に関する健康チェックを開始します（p.138、表5）。また、スタンダードプリコーションや日常生活行動上の注意点を学生に周知しておきます。

❷ 抗体価等の検査の実施

教育機関は、実習施設からの感染予防に関する規定に基づく要請に対し、学生および教員に実施を求めなければなりません。

免疫獲得状況と感染の有無を把握するために、実習施設から求められる検査の代表例は以下のとおりです。

- 抗体価検査（麻疹、風疹、水痘、流行性耳下腺炎、B型肝炎抗原抗体など）
- 結核にかかる検査
- インフルエンザワクチン接種
- 新型コロナワクチン接種、および抗原検査

❸ 検査結果の連絡

　上記の検査結果は、学生と教育機関の担当部署がそれぞれ保管し、実習施設の求めに応じて検査結果を連絡します。抗体価検査結果が基準値を満たしていない場合は、教育機関は学生と教員に、実習開始に先立ち、あらかじめ予防接種を受けるよう指導します。

❹ その他

　予防接種を受けても基準値に満たないことがあります。その場合には、教育機関はその旨を実習施設に報告して、実習施設の規定に基づき学生と教員の実習参加について調整することになります。

 感染症発症時の対策

❶ フローチャートの確認

　教育機関は、感染症罹患時の連絡と医療機関への受診について、フローチャートなどを用いて実習要項に明記し、学生が遵守できるように準備します。

　なお、麻疹、風疹、水痘、流行性耳下腺炎、感染性胃腸炎、インフルエンザなど、学校保健安全法に規定されている感染症（学校感染症）への罹患の可能性があり症状のある学生は、原則として実習に参加することはできません。

　教員は、学生に医療機関を受診して医師の診断を受けることを指導し、また教員に診断結果を報告するように指示します。

❷ 代替実習案の作成

　感染症の流行などによって通常実習ができなくなる場合を想定して、教育機関は代替実習のプログラムを作成しておきましょう。

　例えば、臨地実習日数の短縮や実習時間の短縮、あるいはオンラインを用いた実習などによって、臨地実習をすべて教育機関での実習に変更するのではなく、実習施設の実習指導者の協力を得て、代替実習を協力して行うことを検討しましょう。

 事故発生時の対応

❶ 対応マニュアルの整備

　教育機関は、臨地実習における事故発生時の対応マニュアルを整備し、実習施設と調整するとともに、実習要項に連絡経路のフローチャートなどを明示して学生に周知します。

　また、実習施設は事故対応マニュアルを整備しておきましょう。

② インシデント・アクシデントについての学生からの報告

「インシデント」とは思いがけない出来事（偶発事象）という意味で、エラーはあっても対象者への実害はなかった場合を指します。これに対して適切な処理が行われないと「アクシデント（事故）」となる可能性があります。

実習中の「アクシデント」は、故意または過失の有無を問わず、学生が臨地実習中に施設や対象者の所有物に損害を与えた場合などの事故がこれに該当します。

また、実習施設への通学経路での事故なども含まれます。インシデント・アクシデントが発生した場合には、学生は速やかに実習指導者と教員に報告することを実習前から指導しましょう（第7章、p.176参照）。

③ 実習指導者の対応

実習施設は、事故発生時の学生に関する対応について、教育機関の連絡先と連絡方法を事前に確認しておきましょう。

④ 教員の対応

教員は、実習要項のフローチャートに沿って対応し、必要に応じて実習施設の事故対応マニュアルに準拠します。

また、学生が賠償責任を負う場合は、教員は保険請求などの手続きを行います。

⑤ 学生の健康チェック

教員は実習配置を確定する前に、学生の健康状態について確認しておきます。健康状態によっては、配置施設や学生間の組み合わせを考慮する必要が生じます。

ハウスダストやペットアレルギーのほか、身体障がい、視力や聴力の障がい、疾患等によって特別な配慮が必要な学生については、事前に学生との面談を行う必要があります。

実習指導者に伝えておく必要があると判断した場合は、学生の個人情報であるため、学生に対し実習施設に報告することの同意を得たうえで、実習指導者に事前に報告し、対応策を相談しておきましょう。

健康管理に関するルール（p.137、表4参照）を定め、学生には日頃から手洗いや咳嗽を奨励することや、実習2週間前からの健康管理チェック表（p.138、表5参照）に記載するなど、自らの健康保持に努めるよう指導します。

第 6 章

実習の評価

I 実習の評価とは

 1 教育評価とは

　「実習の評価」とは、実習という "教育の評価" のことです。そこで、ここではまず、教育の評価（＝教育評価）について説明していきます。教育評価とは、「教育活動のなかで、どのような学びがされたのか、どのような育ちが実現したかを確かめることであり、また、その教育を教育的に活用することである」と定義されています[1]。教育評価の基本的知識について確認しておきましょう。

❶ 教育評価で大切なこと

　看護学実習では、学習者である看護学生は成人です。したがって、これから 1 人の人間として成長するという視点での評価が必要であり、また、看護専門職としての技能を高め、アイデンティティを獲得する過程としての評価も必要です。そのため、基礎教育のなかで学生が成長していく過程の評価を大切にしなければなりません。そして、実習の評価は、実習指導をとおして、教員や実習指導者の成長にも役立つことを忘れてはいけません。

　さて、これらの評価が学生の成長に効果をもたらすためには、評価の妥当性と信頼性が重要になります。評価の妥当性とは、その評価で評価したいことが適切に評価できるかということです。例えば、実習の評価表は実習内容や到達目標に合っていなければなりません。信頼性については、その評価が、誰が、いつ行っても同じ評価になるのかというものです。教員によって、あるいは受け持ち利用者が違っても、同じように評価ができるのか、といったことが問われます。

　しかし、実習については、受け持ち利用者も実習指導者もまったく同じようにはならないため、信頼性を高める評価は難しいとされています。特に、地域・在宅看護実習では、教員が学生の実習場面を観察できる機会が少なく、実習指導者に評価を依頼することが多いでしょう。そのようなとき、信頼性をどう保つかが課題になります。

❷ 教育評価の種類

　教育評価の種類（表 1）として、ここでは 2 つの評価を紹介します。1 つは、学習の進捗状況からみた評価です。そしてもう 1 つが、評価のよりどころからみた評価です。

[1] 学習の進捗状況からみた評価

　これには、診断的評価、形成的評価、総括的評価の 3 つがあります。診断的評価は、実習指導に活かす目的で、実習開始前に学生の興味や関心、レディネス（準備性）を把握するもの

表1　教育評価の種類

学習の進捗状況からみた評価
診断的評価：実習開始前にレデイネスを把握する
形成的評価：実習の途中で学習状況を把握する
総括的評価：実習終了時に学習成果を確認する
評価のよりどころからみた評価
相 対 評 価：集団のなかの位置づけによる評価
絶 対 評 価：目標に対する達成状況の評価
個人内評価：学生個人の伸びをみていく評価

です。形成的評価は、実習の途中で学習の状況を把握して、方向を修正したり学習を追加したりするために行うものです。そして総括的評価は、実習の終了時に学習成果を確認する目的で行うものです。

2 評価のよりどころからみた評価

　これには、相対評価、絶対評価、個人内評価があります。相対評価とは集団のなかの位置づけによる評価ですが、実習評価ではあまり用いられないでしょう。絶対評価は、目標を設定してその達成状況を評価するものです。実習評価で一般に用いられている評価表における評価は、この1つです。そして、個人内評価は教員が学生一個人の特性を総合的にみていく評価法で、積極性や協調性など個人内の特性や能力をその個人の内部で比較して行う評価法です。

3 教育評価の方法

　教育評価の方法（表2）は、一般的には、観察法、質問法、面接法、試験法、パフォーマンスによる評価、自己評価があります。実習の評価では、試験法以外のものを組み合わせて評価します。教員が学生に面接をして話を聞き、そこで質問を投げかけて、評価をすることがあります。また、教員や実習指導者が、利用者宅や施設における看護実践を観察したり、そこでの態度や姿勢を観察して評価することもあります。時に、場面や対象を設定し、パフォーマンスの課題を与え、それに対する対応を求めてそれを評価することもあります。基礎教育で行われることが増えてきた OSCE（objective structured clinical examination：客観的臨床能力試験）

表2　教育評価の方法

観察法	学生を観察する	学習態度など
質問法	事柄について質問する	自己評価
面接法	学生と会って話を聞く	評価面接
試験法	試験を行う	科目試験、国家試験など
パフォーマンスによる評価	パフォーマンス課題を与える	OSCE、実技など
自己評価	学生が自分で評価する	評価表、面接など

はパフォーマンス評価の 1 つといえます。そして、学生が主体的に学ぶためには、学生自身の自己評価も重要であり、実習前から実習中、そして終了時をとおした自己評価が必要となります。

4 教育評価に用いられるツール

　看護学実習の評価では、従来から評価表と呼ばれるものが使われてきました。これは、実習目標に沿っていくつかの評価項目が設定され、それに対する評価を記入するものです。多くは、学生の自己評価と教員や実習施設の実習指導者が記入する他者評価の 2 つの視点で評価するようになっています（p.169、表 7 参照）。ただし、細かい評価方法は、評点が数値であったり記号であったり、数値でも何段階の点数にするかも、教育機関によって異なります。

　これに対し、近年、教育評価にルーブリック評価が用いられるようになってきました（p.47 参照）。これは、評価の各項目や項目ごとの評価基準が学生にとってわかりやすいようなマトリックス表になっているものです。ルーブリック評価では、学ぶべき項目、つまり評価項目に対して、評価点数ごとに評価の基準が細かく述べられています。

　例えば、「利用者・家族とのコミュニケーション」という評価項目があったとします。それに対して、「指導者の助言をもとに自発的に行うことができた」を 4 点、「指導者の助言のうえに、指導者からの促しにより行うことができた」が 3 点、「指導者の助言や促しがあっても、行動には至らなかった」を 2 点、「指導者の助言や促しとは異なる行動により、利用者・家族に不満・不快が生じた」が 1 点、などのようなものです。日本看護協会のクリニカルラダーもこの考え方を参考にしているので、これを見てみるとイメージがしやすいと思います。

　ルーブリック評価の一例として、第 3 章の資料（p.94）を参照してください。

2 実習の評価とは

　「教育評価で大切なこと」で述べましたが（p.156）、地域・在宅看護実習は、その特徴から実習評価が難しい特徴があります。ほとんどの教育機関では、この分野の実習施設は複数あり、場合によっては広範囲にまたがっており、教員が実習施設を訪問する機会も限られるなか、教員と学生、教員と実習指導者が対面する時間がかなり限定されるからです。

　つまり、地域・在宅看護実習では、実習中の評価である形成的評価を、実習先の実習指導者に委ねることが多くなります。また、訪問看護ステーションの実習では実践場面を教員が観察することは非常に困難です。そのため、実践を観察法により評価することも、実習指導者に委ねていると思われます。このように、地域・在宅看護実習の評価は、病院実習とは異なる特徴があるため、評価における困難さはいかに教員・実習指導者の連携・協働を高めていくかであり、さらに、学生が適切に評価されたと信頼するような評価を検討し続けなければなりません。

　別の視点として、ドナベディアン（Donabedian A）の質の 3 要素から考えてみましょう。質の 3 要素とは、構造（ストラクチャー）、過程（プロセス）、結果（アウトカム）です。こ

表3 評価における教育機関と実習施設の役割ードナベディアンによる質を表す3要素より

教育機関	教育機関・実習施設	教育機関
実習先の目的・目標・時期 実習施設の選択と決定	日々の実習指導	成績評価
構造（ストラクチャー）	過程（プロセス）	結果（アウトカム）

の3つの要素から考えると、教育機関は主として構造にかかわり、教育機関と実習施設が過程にかかわります。そして、このどちらもが適切だと、結果として学生が目標を達成できるということになります（表3）。その結果を成績として、最終的に評価するのが教育機関ということになります。いずれにせよ、教育機関と実習施設は互いに協力し合い、理解し合って分担をすることで、よりよい実習となります。

　学生にとって、地域・在宅看護実習は住民の暮らしに触れ、住民の健康やQOLを支援している看護を実感できる実習です。卒業後は病院に就職する学生が大半ですが、そこでも、病棟・外来患者の生活を含めた看護ができるようになるために、この実習は非常に大きな意義があります。教員と実習指導者は、学生がこれらの学びができ、充実感・達成感をもって実習を終えられるような評価を考えていきましょう。

 評価における教育機関と実習施設の役割の違い

❶教育機関の役割

　実習評価における教育機関の役割は、ひと言でいえば構造、つまり大きな枠組みをつくることといえます。実習における学習目的・目標を設定し、実習の日程や施設を決定します。実習中の細かい進め方、記録用紙や評価項目・評価方法、注意事項などを取り決めますが、これらは実習要項に記載され、実習前に実習施設や学生に説明がされます。

　構造をつくるからといって、実習の過程にかかわらないわけではありません。地域・在宅看護実習では、教員が対象者の療養の場で実践を見せたり、学生が行っている看護を観察することはほとんどありませんが、実習施設に出向いて、事業所内での学生の行動や表情を観察したり、記録をとおして学習の進捗を確認したり、時に学生と面接をし、質問を投げかけたりして実習の過程に参加します。また、実習施設の実習指導者と情報を共有し、学生の実習の様子を確認します。しかし、実習の遂行が難しくなる学生もいます。そのような学生に、実習の継続・中止、学内実習への切り替えなどを判断するのは教育機関の役割です。

　そして、実習の最後に、学習の成果を評価するのが教育機関の役割です。実習の構造を設定し、過程を実習施設と分担します。地域・在宅看護実習では、看護実践については教員が立ち会うことが少ないため、こうした部分の評価には実習指導者からの情報提供が重要となります。しかし、最終的に実習の結果を評価するのは教育機関になり、これらの評価を成績評価と

表4　実習施設の指導者の評価

評価しやすい項目	評価しにくい項目
利用者・家族とのコミュニケーション ケアチームメンバーとのコミュニケーション 清潔ケアや排泄介助などの日常生活援助技術 バイタルサインの測定などの診療の補助技術 服装や身だしなみ	利用者の疾患や病態に関する知識 在宅ケアに関する制度や法律の知識

してまとめるのも、教育機関の責務となります。

2 実習施設の役割

　地域・在宅看護実習では、実習施設にいつも教育機関の教員がいるわけではないので、実習施設の看護師と学生だけの時間が多くなります。そのため、実習施設の看護師に学生の行動や思考の評価を依頼することになります。しかし、評価といっても総合的な成績評価ではありません。教育機関が整えた評価表や評価項目のうち、実習施設が評価する項目です。そして、その項目についても実習施設の実習指導者の評価が、そのまま学生の成績評価になるのではありません。あくまでも、実習施設が評価できる部分、つまり評価の一部だけを実習施設が担うと考えるとよいでしょう。

　実習施設が行う評価項目の例を、表 4 にあげました。例えば、利用者や在宅ケア関係者との関係構築や態度、個々の場面でのコミュニケーション、身だしなみなど、基本的な姿勢の部分です。これは実習期間中をとおして、実習指導者が観察評価することができます。また、清潔ケアやバイタルサインの測定などの技術も、実習指導者が観察評価できる項目です。看護過程の展開や個々の場面でのアセスメントは、実習施設の指導者が行動計画発表のなかで質問したり、訪問看護ステーションに戻ってきてから対話（面接）のなかで、適切かどうかを評価できます。

　実習施設の実習指導者が行う評価の具体例を図 1 にあげました。学生に実習指導者が具体的な質問をしたときに正しく答えられなかったとか、観察すべきことを観察していないことがわかった、あるいはどう判断するかと尋ねても答えることができない、もしくは答えが適切ではないといった場合、実習指導者は学生の知識の量や判断の仕方を評価することになります。逆に、積極的に実習指導者に質問をしたり、利用者へのケアに意欲的に取り組んだ行動を観察評価できる面もあります。

4 評価における教育機関と実習施設の分担

1 教育機関ごとの違い

　地域・在宅看護実習にかかわる教育機関は、看護基礎教育を行う大学、専門学校、高校です。1 学年の定員数からみると、2022（令和 4）年度には大学が半数を超えました。大学、

1）訪問前の行動計画の発表場面

今日は、血圧測定を測定するのね。
利用者さんには片麻痺があるけど、どこに注意しますか？

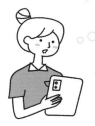

病態や疾患を
調べてないのかな？
主体的な行動？

えっと…。

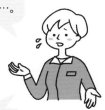

調べてきましたか？

すみません。調べてないです。

2）訪問後の振り返りの場面

利用者さんの下肢の浮腫を観てきましたか？
一昨日と比べてどうだったかしら？

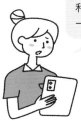

浮腫は…。よく観てなかったです。

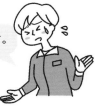

行動計画で観察の助言もしたし、
すると言っていたはずなのに…。

3）利用者の訪問記録を読んだあとの場面

質問していいですか？
退院直後はリハビリに消極的と書いてありました。
今日の訪問のときにはがんばっていたと思うのですが、
どうして変わったのですか？

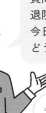

よく読んで変化に気づいたし、気づいたことを
質問してくるのは、意欲的なのかな？
利用者の思いを理解しようとしているのね！

よく気づきましたね。お孫さんの影響なんですよ。
利用者さんに聞いてみるのもいいと思いますよ。

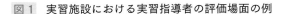

図1　実習施設における実習指導者の評価場面の例

表 5　評価における教育機関・実習施設ごとの違い

	教育機関		実習施設	
専門学校	教員が少ない 地域・在宅看護実習担当者が比較的固定されている	訪問看護ステーション	管理者も評価にかかわることが多い 訪問看護に同行しながら評価できる	
大学	教員が多い 教員により、地域・在宅の専門性が異なることがある	医療機関内地域連携センター 地域包括支援センター	評価を依頼しないことも多い	

　専門学校、高校という教育機関の違いによって、学生の人数、実習前のレディネス、実習の目的・目標、実習の時期や期間、教員の指導体制が異なります。これらによって、評価の視点や評価に用いる評価表、評価を行う教員が異なります。

　まず、専門学校と大学における評価の視点の違いを説明します（表 5）。

　専門学校の場合は 3 年の教育期間であり、卒後、保健師国家試験を受験する人はいません。そのため、この実習で主として学ぶのは訪問看護に関することです。したがって、実習期間中のほとんどを訪問看護ステーションで実習することになり、評価は訪問看護に特化し、看護過程の展開を重視した視点になる傾向があります。

　一方、大学では、卒後に保健師国家試験を受験する人がいるため、地域・在宅看護実習では、市町村保健センターや地域包括支援センターなどの訪問看護ステーション以外での実習の比率が多くなる傾向にあります。したがって評価では、地域のシステムや訪問看護以外の看護職の役割などの理解といった視点が多く加わっていると考えます。

　次に、評価にかかわる教員の特徴を述べます。

　専門学校の場合は、学校全体の教員数が大学よりも少ないことが多いので、地域・在宅看護実習の教員が固定されている傾向にあります。しかし、大学の場合は、専門学校より指導体制が複雑です。なぜなら、地域・在宅看護実習の位置づけが大学によって異なることがあるからです。A 大学では地域・在宅看護領域で行うのに対し、B 大学では老年看護領域に位置づけられているといったようにです。また、指導教員が保健師としての経験や地域保健に関する研究業績をもつ場合もあれば、訪問看護ステーションの勤務経験やそれに関する研究が専門の場合もあります。

❷ 実習施設ごとの違い

　地域・在宅看護実習で使用する実習施設は、訪問看護ステーション、医療機関内地域連携センター、地域包括支援センターなどがあり、いずれも法的な位置づけが異なります。また、それぞれが別々の法人であり理念も異なるため、個々の事業所の特徴が実習に影響することが少なくありません。

　訪問看護ステーションという同じサービスを提供する事業所であっても、利用者や職員の状

表6　実習評価に関する実際の流れ

	実習前	実習中	実習後
教育機関	実習要項作成 ・評価基準設定 　評価方法や評価表の作成 事前学習等レディネスの評価 実習施設への評価に関する説明	看護過程などのパフォーマンス評価 知識や判断の質問法による評価 ↕ 情報共有	成績評価 ・質問法、自己評価法
実習施設	実習要項の確認 ・評価に関する分担の確認	看護実践における観察評価・パフォーマンス評価 日々の実践における知識や判断の質問法による評価	

況、サービス提供体制などが違います。利用者でいえば、小児が多いとか精神疾患が少ないなど特徴が違いますし、利用者数も30人程度のところもあれば200人近いところもあります。職員の状況でいえば、看護師だけのところから、リハビリテーション専門職・事務職員・看護補助員など多彩な職員がいるところもあります。サービスの提供体制も、都会では移動手段が公営バスや地下鉄という公共交通手段であったり、電動自転車であったりしますが、地方都市では自家用車が主となります。また、看護職員は直行直帰とし、事業所に立ち寄らない方式をとるところもあります。看護職員個々がポータブルの電子機器を持ち歩き、それで記録をとる事業所もあります。これらの違いによって、評価にかかわる実習指導者の人数や立場、経験なども異なりますし、評価の機会の1つであるカンファレンスの開催方法や時間なども異なります。

　さらに、医療機関内の地域連携センターや地域包括支援センターを地域・在宅看護実習で利用する場合は、実習日数や実習方法が訪問看護ステーションとも違います。比較的多い実習パターンは、訪問看護ステーションにおける実習を主として、医療機関内の地域連携センターや地域包括支援センターでの実習は、それに比べると短期間になっています。場合によっては1、2日ということもあります。さらには、これらの実習施設では、職員全体のなかで看護職の人数が少ないこともあり、評価を依頼するか、依頼するとしてもどのように依頼するかを、それぞれの教育機関と実習期間で協議する必要があります（表5）。

　以上をまとめると、実習における評価は教育機関と実習施設が分担することになり、教育機関は主として面接や事前学習や看護過程の展開などの記録をとおして、実習目標に対する達成度を評価します。一方、実習施設は日々の実践や実践における姿勢や態度を、質問やパフォーマンスから評価します。日々の行動計画とその評価の記録については、実習施設の実習指導者が行う場合が多いと考えます。そして、日々の評価を実習施設に依頼したとしても、最終的な成績評価は、当然ながら教育機関が行います（表6）。

教育機関と実習施設の協働

　前述したように、地域・在宅看護実習では評価を教育機関と実習施設で分担することが多いため、両者の協働が必須となります。実習評価では両者が相互に理解し合い、情報共有を十分に図る必要があるため、事前の打ち合わせやカンファレンスを行います。

❶実習前の打ち合わせ

　実習開始前に、教育機関と実習施設は日程や実習生の人数などを情報交換しますが、そのなかで評価をどのように分担するかを話し合っておきます。このとき必要なのが実習要項です。実習要項には、評価に関連する、実習の目的や目標、事前学習、到達目標、評価方法などが記載されています。評価表も実習要項に添付されていることが多いでしょう。

① 教育機関

　実習要項を用いて、教育機関は実習施設に、評価をいつ、だれが、どのようにするのか、ということを説明します。例えば、短期間の実習を設定しているために、評価を実習施設に依頼しない場合もあるでしょう。しかし、実習施設に評価を依頼する場合は、担当教員は管理者や実習指導者に、どこの部分を、どのように行ったらよいのかを具体的に説明します。また、評価につながる機会としてカンファレンスがあり、この日程や参加者についても説明し、確認しておきます。

② 実習施設

　実習施設の管理者や実習指導者は、教育機関からの説明を聞いて、評価についてわからないことがあれば確認します。実習施設で評価をする看護師と、打ち合わせに参加した看護師が異なる場合は、打ち合わせに参加した看護師が必ず評価を担当する看護師に伝えてください。この場合も、実習要項を用いて説明するとよいでしょう。

❷日々の評価

　繰り返しになりますが、日々の実習では指導は主として実習施設の実習指導者になり、教員はその場に立ち会わないことがほとんどです。そのため、看護実践における評価は実習指導者が行うことになります。教員が実習施設に巡回（ラウンド）する間隔は教育機関によって異なります。そのため、日々の実習における、学生が行動計画を立案し、実践し、その評価をするといったプロセスへの教員の関与も、教育機関ごとに変わってきます。実習施設の実習指導者だけが日々の行動計画から実践までを評価するのか、それとも教員も毎日評価することができるのかという違いによっても、どちらがどこまでかかわるのか異なってきます。

　日々の行動計画には、看護実践における計画、行動、評価や、地域の多様なサービスや関係者との連携から学んだことなどが記載されます。実践そのものは実習指導者が主となりますが、行動計画の記録については、これらを、どちらがどのように評価していくかを話し合って分担していきます。

1 教育機関

　教育機関は実習前の打ち合わせの際に、教員がどの程度の間隔で実習施設を巡回できるのかを、実習施設に説明しておきます。そのうえで、日々の行動計画の指導や評価を、実習指導者に依頼するのか、実習指導者が見たあとで教員も日々見るのかを、両者で共有します。

2 実習施設

　実習施設は教育機関との打ち合わせの際に、日々の行動計画における評価を実習施設で行うのか、教員も加わるのかを確認しておきます。地域・在宅看護実習の施設は、一般に小規模であるため、学生は複数の実習施設に分散して実習します。時にはそれが広範囲に及ぶこともあって、教員が各実習施設に、週に1、2回しか巡回できないこともあります。このような場合、日々の実践に関する評価は主に実習指導者ということになります。

3 看護過程に関する評価

　看護過程に関する評価も、教育機関と実習施設によって分担の仕方はさまざまです。一般的には、実習施設の実習指導者は、看護過程のプロセスを学生と話し合ったり、その記録用紙を確認したりする時間が確保できません。そのため、ここは教育機関の教員が主となります。

　しかし、訪問時における判断プロセス、例えば、学生が清潔におけるセルフケア不足を看護問題としてあげてきて、訪問時に陰部洗浄を行った、という場面を考えてみましょう。この場面だと、訪問に出発する前の、実習指導者と学生が行動計画発表や準備の時間などに、なぜその問題をあげたのか、看護問題の解決目標をどう考えるか、陰部洗浄の実施にあたってはどのような点を注意するのか、そして陰部洗浄を行った結果をどう評価するのかといったことを共有するとします。そして、訪問看護で学生が実習指導者とともに陰部洗浄を実施し、訪問終了後に実習指導者が学生に評価を尋ねます。このような1つのケア、短い場面を使って、看護過程である情報収集、アセスメント、看護問題抽出、計画立案、実施、評価を、学生が適切に行えたのかどうかを、実習指導者が評価することもあるでしょう。

1 教育機関

　看護過程に関する記録用紙や、教員が巡回した際の学生との面談、あるいは中間・最終カンファレンスを用いて、看護過程の展開が適切かどうかを評価します。また、前述したように、日々の看護実践にかかわる思考とそれに伴う実践については、実習施設の実習指導者と情報共有を行って、評価をしていきます。

2 実習施設

　看護過程に関する記録用紙の記載を確認することは難しいと思われます。しかし、時間があるときに学生がどのように考えているのかを尋ねたり、看護過程に関する記録を見ながら確認すると、学生の思考が適切かどうかを評価できると考えます。また、不足があると考えたときには助言を行い、さらにそれが修正や改善ができたかも、実習施設の実習指導者が評価できるでしょう。

4 日々のカンファレンスにおける評価

　実習施設によっては、実習期間中、毎日カンファレンスをする施設があります。そのようなところでは、一般に学生がカンファレンスを運営し、そこに実習指導者が入ります。ここでは、学生の知識の確認や、不足している知識についていかに追加の学習をしたかが評価できます。また、姿勢や態度なども評価できます。集団のなかでの協調性や役割発揮、学生間や実習指導者との関係構築について、実習指導者は観察評価ができます。これらは、きちんとした評価表を使うことはほぼありませんが、観察から感じたり考えたことを、後日教員に伝えて、これらの項目の評価の一助とします。

5 中間カンファレンスにおける評価

　実習の中間の時点で行うのが中間カンファレンスです。実習期間が 2 週間程度ある場合には、中間カンファレンスを設定することがあります。ここにはたいてい、実習指導者と教員が同席します。学生が実習の経過を発表して、目標の達成状況や看護過程の展開状況に対して実習指導者と教員は助言を行います。

　実習指導者と教員が学生と一緒に検討できる数少ない機会です。この際に、実習指導者と教員それぞれが、主として分担している部分について、評価を話し合うとよいでしょう。実習指導者からは実践における知識や技術、看護過程、あるいは態度や姿勢などに関する情報を提供します。教員は看護過程の記録や日々の行動計画の記録を読んだことへの評価を実習指導者に提供します。

6 最終カンファレンスにおける評価

　実習の最終に行うのが最終カンファレンスです。ここでは、実習目標の達成度や、看護実践の評価を行います。中間カンファレンスと同様に、学生が発表を行って、それに対して実習指導者と教員が助言を行います。

　最終カンファレンスでは、学生がこの実習の終了後に課題とすることをあげることがあります。知識・技術、判断、姿勢・態度など、どれをとっても 1 つの領域の実習で完全に習得することはできません。そこで、この実習での評価をふまえて、今後の実習における課題を検討すると、評価が学生のその後の成長に役立つことでしょう。

7 課題レポートにおける評価

　施設での実習の後、教育機関によっては課題レポートを課すところがあります。受け持った利用者のケースレポートであったり、この実習で学んだことであったりと、教育機関によってテーマは異なるでしょう。このレポートの評価は、教育機関が行います。

8 評価面接

　施設での実習の後、評価のための個人面談（評価面接）を行う教育機関もあります。学生と教員が評価を共有し、今後の成長のための課題を話し合います。教員は、他の実習での評価や

これまでの実習以外の科目の達成度も含めて、よい点は認め、さらに成長を期待する点を提示します。

Ⅱ 実習の評価の実際

 評価に向けた準備

❶ 教育機関

1 実習前の準備

▶ 評価基準づくり

　実習施設、教員が、統一した評価ができる基準が必要になります。まずは実習前の授業・演習のときからどのように学生を支援・指導していくか，教員間で検討を重ねることです。検討したことは、記録を残しておくとよいでしょう。前年度の学生実習の記録がある場合は、それをもとに、どのような評価をしたのかを振り返り、共有すると、基準が明確になっていくでしょう。教員間で検討することが難しい場合は、個人でも振り返っておくと、評価の根拠・基準が明確になります。

▶ 実習施設に対して

　教員から実習施設に、評価方法、評価時期、評価表について説明し、評価の役割を共有しておきましょう。評価を実習施設の実習指導者に依頼する場合は、評価の基準についても説明しておきます。

　初めて実習・評価をお願いする場合は、教育機関の教育課程、授業内容を理解してもらう、授業で使用しているテキストを紹介するといったことも共通理解に役立ちます。厚生労働省が示している看護技術到達度表[2]などを用いて、基礎教育で学生が実施できる技術について伝えるのもよいと思います。

▶ 学生に対して

　実習目標に対して、どのように評価していくのか、オリエンテーション時を活用して伝えておきます。学生の自己評価がある場合は、自己評価の目的、評価方法、評価基準（めやす）についても学生に伝えておきましょう。

2 実習中

▶ 学生に対して

　学生が実習の中盤に自己評価（中間評価）、または実習目標からの振り返りをしておくと、学生が自身の実習状況を客観的に評価する機会となります。中間評価をすることで、学生が後半の実習目標を明確にすることができます。また、中間評価を学生と教員が面接等で共有でき

ると、評価をきっかけに、実習目的・目標を達成できるためにどのように行動していくか、明確にすることができます。

2 実習施設

1 実習前

実習前評価に関する教育機関と実習施設との役割について明確にしておきましょう。また、施設内で実習指導者、同行訪問する看護師との役割や情報共有の方法についても決めておくとよいでしょう。

2 実習中

実習指導者と同行訪問看護師とが違う場合は、学生の様子について情報共有をし、学生からの相談内容や訪問時の学生の実践力、アセスメント・計画の実施状況がどうだったか、援助を受ける利用者・家族の様子はどうだったかなどを把握し、実習指導者・教員と情報共有ができるとよいでしょう。

学生には、訪問前に同行訪問を担当する看護師に計画を発表してもらい、どのように実施しようとしているかの確認、計画実施できるようにするにはどうしたらよいか助言しておくとよいと思います。

2　評価のためのツール

評価方法の参考に，評価表の例を表 7 に示します。ルーブリック評価表については，第 3 章の資料（p.94）を参照してください。

3　評価方法

1 教育機関

1 最終カンファレンス

最終カンファレンスは、学生が実習全体を振り返り、どんなことを考えたのかを表現する場になります。さらに、学生個人の学びを学生間で共有することで、各学生は学びを振り返ることができる機会となります。教員は、カンファレンスの進め方について学生と事前に打ち合わせしておくと、スムーズに始めることができます。

最終カンファレンスでの積極的な発言は、実習態度として評価することができます。また、最終カンファレンスの発表内容と実習中の学生の様子や記録、最終レポートとのつながりは学びとして評価することができるでしょう。

2 学生の自己評価

学生自身が実習目的・目標の達成状況を自己評価します。自己評価表をもとに、学生と教員

表7 評価表（受け持ち利用者の事例で看護展開をする場合）

目標	評価項目		配点	学生	教員
ニーズの特定 （情報収集・アセスメント）	1	対象の療養生活を理解するための情報を明確に収集できる	5		
	2	対象の身体的状況、心理的状況、自立の程度についてアセスメントし、健康課題を明らかにできる	5		
	3	疾病や障がいが在宅で療養する対象者と家族の生活に及ぼす影響を理解し、対象の生活についてアセスメントできる	5		
	4	家族を含めた療養環境についてアセスメントし、健康課題を明らかにできる	5		
問題の明確化・看護計画の立案	5	対象および家族にとって主要な看護上の問題について、注目する理由、問題の状況を説明できる	5		
	6	療養生活において、中長期的な予測をもって、看護上の問題に対する目標を明示できる	5		
	7	対象の年代・健康レベル・生活スタイル、家族状況などを踏まえて目標を達成するための看護計画を立案でき、その根拠を説明できる	5		
計画の実施・評価	8	立案した援助を、対象と家族の安全と安楽に配慮し、実施できる	5		
	9	実施した援助および実施時の対象者の状況、反応を観察し、記録できる	5		
	10	看護上の問題の目標に沿って、評価できる	5		
地域包括ケアシステムの理解	11	対象と家族が安心して在宅療養を継続するための看護職による個別事例のケアマネジメントについて説明できる	5		
	12	保健医療福祉における多職種・他機関との連携や社会資源の活用を考察できる	5		
	13	地域包括ケアシステムにおける看護職の役割について説明できる	5		
看護職としての態度	14	保健医療福祉チームの一員として適切な報告・連絡・相談ができる	5		
	15	主体的に学習に取り組むとともに、教員および実習指導者に相談し必要な課題を解決するための行動ができる	5		
	16	在宅で療養する対象と家族の倫理的課題・配慮について理解し、意思・主体性を尊重したかかわりをとることができる	5		
	17	知識と実習での体験を結びつけ、訪問看護への理解・関心を深めることができる	10		
事前学習	18	事前学習をして実習に臨むことができる	5		
事後レポート	19	テーマに沿って実習での学びを振り返り、自己の課題を述べることができる	5		
合計点数（　　／100点）					
＊総合評価：S（100-90）、A（89-80）、B（79-70）、C（69-60）、D（59点以下）					

が一緒に実習を振り返るツールとして活用するといいでしょう。教員は、実習記録提出時や個人面談の場面などにおいて実習をとおしてみえた学生の課題やその解決策を一緒に考えることで、学生の成長を促します。

③ 実習グループごとの成績評価

　1 つの実習グループが終わるごとに大まかに成績評価することを重ねておくと、教員の基準ができ、修正の視点もできてきます。他教員と共有することでさらに統一したものになっていきます。

④ 実習全体の成績評価

　実習終了後、評価したものを評価項目ごとに、全体の平均点を出してみましょう。平均点のばらつきから評価項目ごとに課題が見え、必要時目標・評価の妥当性（目標が高い、評価基準があいまいなど）について検討していきましょう。さらに総合評価（例えば S、A、B、C、D）の各評価の割合も出し、その割合の妥当性（S 評価が多いなど）について検討することができます。評価の偏りがないか、他の領域実習と比較することで、実習の傾向や課題を検討することができます。また、実習の時期によるもの、実習施設、担当教員といった視点を変えた平均評価を出すことで、実習を振り返ることができます。

2 実習施設の評価

① 学生の成績評価

　実習指導者が評価をする場合は、項目ごとに評価をし、どうしてこの項目は〇点にしたのか、という理由をメモしておくとよいでしょう。

② 実習を受け入れたことの評価

　実習を受け入れることは、大変なことも多いと思います。しかし、学生にとって訪問看護の実際の場面を見ることができる実習はとても貴重な経験です。看護師が何気なく行っている援助やコミュニケーションからも、学生は多くを学んでいます。学生の学びから訪問看護の楽しさ・やりがいを改めて感じることもあると思います。

　そこで、実習を受け入れたことで得られたことをスタッフと振り返ってみるとよいでしょう。また、実習を受け入れるにあたって困ったことや、実習指導者・スタッフが疑問に思ったことも振り返り、教員に伝えると、実習の改善につながります。

Ⅲ 実習施設ごとの評価の実施例

1 訪問看護ステーション

❶ 同一訪問看護ステーションで2〜3週間の実習の場合

　受け持ち利用者を特定し、その利用者を中心に、実習目標を達成できるようにします。そのため、評価は、教育機関で実習前、実習施設で日々の実習、中間カンファレンス、最終カンファレンス、そして教育機関で課題レポートや評価面接という流れになります。

❷ 1週間程度の実習の場合

　中間カンファレンスを設けず、実習施設では日々の実習と実習期間の最後に行うカンファレンスで評価をします。教育機関の評価は上記と同じです。

2 医療機関内の地域連携センター

　地域・在宅看護実習として、医療機関内の地域連携センターでの実習が組み込まれている教育機関もあります。病院の退院支援や入院前の支援を見学できるからです。しかし、この実習は1〜2日での見学になることが多いため、主として、地域包括ケアシステムにおける医療機関の役割や医療機関内の位置づけなどに関する知識について、どの程度学習し理解したかを評価できます。また、看護師、社会福祉士、医師などと接したときの姿勢・態度の評価ができます。実践や技術の評価はしないことが多いでしょう。

3 地域包括支援センター

　本実習に、地域包括支援センターでの実習が計画されている教育機関があります。地域包括支援センターでは、相談に来る住民への対応や、要支援者への支援の実際などが見学できます。しかし、ここでの実習も1〜2日での見学になることが多いため、評価の実際としては、医療機関内の地域連携センターに準じて、地域のなかでの位置づけや、地域包括支援センターに関する法律・制度の知識の学習を評価することになります。そして、看護師や相談員、その他の職員と接したときの姿勢・態度が評価できます。

市町村保健センター

　地域・在宅看護実習で市町村保健センターの実習を行う場合、大学では保健師資格取得を目指す学生がいるため、1週間程度の実習を設定しているところがあります。専門学校の場合は、本実習に含まれていたとしても数日のことが多いです。市町村保健センターの多くは1週間程度の実習をする場合、訪問看護ステーションにおける実習とは別に評価表を作成します。評価における実習施設と教育機関の協働と分担は、訪問看護ステーションとの協働・分担に準じます。

 その他（デイサービス、居宅介護支援事業所等）

　デイサービスや居宅介護支援事業所での実習を1日程度計画している教育機関もあります。この場合も短期間であり、ほとんどが見学になります。そのため、評価は地域包括支援センター（p.171）を参照してください。

引用文献
1)　梶田叡一，加藤明：改訂実践教育評価事典．p.18，文溪堂，2010.
2)　看護師等養成所の運営に関する指導ガイドラインについて．平成27年3月31日医政発0331第21号．

参考文献
・池西靜江，石束佳子：看護教育へようこそ，第2版．医学書院，2021.
・グレッグ美鈴，池西悦子：看護教育学　看護を学ぶ自分と向き合う．南江堂，2009.
・深山華織，岡本双美子，中村裕美子他：在宅看護学実習における学生のルーブリック自己評価表を用いた学習活動の効果．大阪府立大学看護学雑誌，24（1）：49-56, 2018.

新設科目の地域包括ケア実習について

東京情報大学看護学部
細川満子

地域包括ケア実習を新設した背景

　本学では、急速に進む少子高齢社会において、地域包括ケアシステムの中心的役割を担う情報活用と情報発信力に優れた看護職の育成を目指すことを教育目的の1つとしています。そのため、これまでのカリキュラムでは、地域看護関連科目が1年次に「地域看護学概論」、2年次に「地域看護学方法論」「地域看護学実習」が必修科目として位置づけられていました。また、「情報リテラシー演習」「情報モラルとセキュリティ」「看護と情報Ⅰ・Ⅱ・Ⅲ・Ⅳ」の情報関連科目が設定されていました。一方、「在宅看護学概論」「在宅看護学方法論」「在宅看護学実習」は3年次に集中して行われていました。また、1年次に、自己のキャリアについて現場での体験を通して考えることを学習の狙いとした「キャリアケアとデザイン1」という科目で、訪問看護の現場訪問を組み入れた講義が行われていましたが、地域・在宅看護の視点を学ぶことが目的ではありませんでした。

　そこで、保健師助産師看護師学校養成所指定規則（以下、指定規則）に改定に伴うカリキュラム改正により、地域看護関連科目と並行して、1年次より在宅関連科目を学べるように、「在宅看護学概論Ⅰ（1単位）」「地域包括ケア実習（1単位：臨地3日、学内1日）」を必修科目として新設しました。1年次より地域をみる基本的な視点、地域を基盤とする看護について学ぶとともに、個人・家族に焦点を当て、人々の暮らしと健康を支援するための拠点として地域をとらえるという、双方向から看護の対象をとらえることが必要であると考えました。

　在宅看護では、人々の生活を包含する「暮らし」を軸にして、暮らしと健康との関係、暮らしと健康を支える在宅看護の目的、基本的な概念、地域包括ケアシステムを暮らしの継続ために必要なものととらえ、そのなかで看護がどのような役割を果たすべきかについて学ぶことを重視しました。現在、在宅看護の活動は拡大し、フォーマルサービスにとどまらず、まちの保健室や認知症カフェなどのインフォーマルサービスにおいて活躍する看護職もいます。このような看護職の活動が地域の人々のくらしを支えていることを学ぶとともに、さらに地域包括ケアシステムを推進できる看護職を養成したいという狙いのもと、新設科目の準備をしました。

地域包括ケア実習の概要

　地域包括ケア実習では、地域で暮らすさまざまなライフステージ、健康レベルにある人々の生活を理解することに加えて、地域包括ケアシステムにおける住み慣れた地

域で尊厳をもって自分らしく人生を送るための支援について理解し、援助者としてのあり方について考察することを目的としました。実習施設は訪問看護ステーション、地域包括支援センター、助産院、障害者通所施設、子育て支援施設、子ども宅食提供所としました。

　実習の流れは、学内においてゲストスピーカー（子ども食堂担当者、障害者通所施設管理者、難病医師）から講義を受け、実習施設の事業概要について事前学習を行い、続いて臨地実習に臨み、実習最終日に学内で学生の学びを共有しまとめました。訪問看護ステーションでの実習は学生全員経験することとし、その他は5施設のうちから2か所を選ぶようにして実習スケジュールを組みました。学生は1人あたり、3施設で実習することになります。学生は日替わりで実習施設を移動します。しかも教員の指導体制は巡回指導であるため、まずは実習施設へ予定通り辿り着けるか心配でしたが、それを払拭できるような実習の成果が得られました。

地域包括ケア実習で得られたこと

　この実習を通して、学生は地域の人々を支える自助・互助・共助・公助について学び、人々と支援者のパートナーシップに基づく関係性を学ぶ機会となり、看護職として地域包括ケアを推進するための基本となる視点を理解することができました。

　今回、成人看護学、母性看護学、小児看護学、在宅看護学、公衆衛生学担当教員が実習指導にあたり、実習についてディスカッションを数回実施しましたが、領域を越えて普段触れる機会が少ない教員の看護観、教育観、実習の指導観に触れる機会にもなりました。また，実習施設のなかには、初めて実習を受け入れた施設も複数ありましたが、看護学生が地域の支援者とともに学ぶことの意義について理解していただき実習を快く引き受けてくださいました。地域包括ケアにおける幅広い看護の役割を知っていただく機会にもなったと考えます。

第 7 章

実習における
安全管理

I 地域・在宅看護実習における安全管理

1 学生の安全管理の必要性

　実習における安全管理について、大学における看護系人材養成の在り方に関する検討会が提示する『看護学実習ガイドライン』[1] では、「看護学実習では、対象者の安全・安楽・安心を保障することは優先課題であるが、同時に学生自身の安全も確保することが重要である。看護学実習を安全に実施する上で特に、感染及び事故に対する予防対策、事故・災害発生時の対応、及び学生が行う予防行動に関する事項について実習要項等に明示し、予め大学と実習施設間で調整し対応できるようにしておく」と明記されています。

　このように臨地実習では、利用者の安全だけでなく、初学者である学生の特性を理解した安全管理が必要になります。本章では、学生の特性やどのような危険が発生しているのか、要因は何か、予防策はどのように講じたらよいかについて解説します。

2 実習中にヒヤリ・ハット事例を体験する学生たち

　実習中にヒヤリ・ハットを体験した学生の割合を見てみると、土屋[2] は 74.3%、布施[3] は42.6% と報告しています。古村ら[4] は、臨地実習におけるヒヤリ・ハットを含む失敗を体験した学生は 40.0%、そのうち、失敗に自分で気づいた学生は 48.0%、教員に失敗を報告した学生は 89.0% と報告しており、学生の半数近くが実習中にヒヤリ・ハットを体験していたといえます。

　そして、学生が自身の体験したヒヤリ・ハットを報告できたかを見てみると、伊豆ら[5] の調査では「報告した」が 45.8%、「報告しなかった」が 37.5% であり、「報告しなかった」理由は、「怖くて言えなかった」「報告の機会がなかった」「患者やスタッフ・教員からの信用を失いたくなかった」「患者の状態に変化がなかった」「報告すべきだと思わなかった」などが報告されています。

　学生は、ヒヤリ・ハットを体験して「恐怖」や「信用を失いたくない」と感じたり、その後に起こり得る危険を予測できずに報告しない可能性があることも、実習指導者や教員は心に留めておく必要があるでしょう。また、学生がヒヤリ・ハットに気づいて、報告できたということは、どのような危険があるかを考えることができたということです。学生の恐怖や戸惑いといった心情に配慮して、報告できたことを認めて労うなど、学生の安全と安心を確保することが教員や実習指導者の役割として重要です。

　初学者である学生が、実習中のインシデントやアクシデントをゼロにすることは難しいかもしれません。特に、地域・在宅看護実習では、病院や施設といった環境とは異なり、対象が暮らす家という多様な生活環境下での実習をすることになります。学生は、毎回異なる対象を訪問し緊張が絶えないことや、そこで起こり得る危険を予測することはいつも以上に難しい課題になることは容易に想像がつきます。だからこそ、これまで起こったヒヤリ・ハット事例から要因を探り、学生が安全に安心して実習できるように対策を講じることが重要になります。

　安全管理の一つとして教育機関が作成している実習要項には、実習中の安全管理についても記載がされています。主な内容として、感染症対策、災害発生時の対応、ヒヤリ・ハットといったインシデントやアクシデント発生への対応などがあります。地域・在宅看護実習の特徴として、教育機関から離れた遠方の地域で実習することも多く、学生たちは初めての場所で土地勘がない状況で実習をしなければなりません。学生が教育機関とは遠く離れた地域で実習を行う場合は、出来事への初期対応について、実習をしている施設との協力が必要となります。災害はいつ起こるとも限りませんし、地域によって発生する災害の種類や頻度は異なります。同じ都道府県内であっても、日本海側と太平洋側とでは気候が異なる地域があります。また、山間部か沿岸部か、施設や訪問場所の立地は平地なのか高台なのか、訪問範囲を考慮した避難誘導は、実習施設の協力なしには不可能だと考えます。そのため、教育機関と実習施設がもしものときにどのように対応するかを、あらかじめ話し合っておくことが大切です。

　以下では、地域・在宅看護実習における事故やヒヤリ・ハットにはどのような事象があるか、対応や予防策を述べたあとに、災害等に関する対応を述べていきます。

③ 実習中のアクシデント事例とその対応

　実習中には、どのようなアクシデントが発生しているのでしょうか。医療・福祉系学生を対象とする総合補償制度「Will」が学校生活における事故例を報告しています。2021（令和3）年度版および2022（令和4）年度版の事故例のうち、地域・在宅看護実習に関係すると思われる内容を、一部抜粋して紹介します[6]。

❶ 実習中に発生した事故
① 学生の健康に関する事故
- 学生が訪問看護実習を終えた翌日に新型コロナウイルス陽性となった。実習施設職員および訪問先の利用者がPCR検査を実施した。
- 学生が自転車で利用者宅を訪問した際、気分が悪くなり救急搬送されて、熱中症と診断された。
- 学生が正座の状態から立ち上がる際、足がしびれてバランスを崩し捻挫した。
- 学生が訪問した際、利用者宅の飼い猫に足首を噛まれた。
- 学生が利用者宅のベッド柵を足の小指に落として骨折した。

- 学生に同行した訪問看護師が猫を飼っており、車に同乗した際に学生がアレルギー性結膜炎を発症した。
- 学生が訪問看護師と車で移動中に、車のドアに指をはさみ受傷した。

② 対物賠償事故

- 学生が訪問先から自転車で戻る途中にフェンスに衝突し、訪問看護ステーションから借りていた電動自転車を破損した。
- 学生が利用者宅のテーブルの上に置いてある義歯が入ったコップを落として、義歯を破損した。
- 学生が借りていた血圧計を使用中に落下させて画面を破損した。
- 学生がパルスオキシメータの操作を誤り破損した。
- 学生が実習施設内の更衣室に入るためのカードキーを紛失した。
- 学生が実習施設の更衣室のロッカーキーを破損した。

③ 対人賠償事故

- 学生が利用者を椅子へ移動させたあとに手を離したところ、利用者は座位保持ができずに転倒し頭部・胸部を打撲した。
- 学生が利用者を車椅子からベッドへ移動させようとした際、誤って利用者の足の後ろを強く引っ張ってしまったために利用者が骨折した。
- 学生が利用者を車椅子からベッドに移動する際、利用者の下腿を車椅子に当ててしまい、表皮剝離と出血をさせて縫合処置が必要となった。

④ 対応について

　このように、実習中には、学生の感染症、熱中症、外傷、アレルギー性結膜炎や、利用者の転倒による打撲や骨折、外傷など、健康に関する事象が発生していました。

▶ **アレルギーについて**

　犬猫へのアレルギーについては、実習前にアンケートをとるなどして学生の犬猫アレルギーの有無を把握しておきます。犬猫アレルギーがある学生には、抗アレルギー薬など常用している薬を持参してもらう、マスクを着用するなど、自身の健康を守るための準備をするように、実習オリエンテーションで説明をします。また、実習施設との事前打ち合わせの際に、犬猫アレルギーがある学生が配置される場合は実習施設にそのことを伝え、ペットがいる家への訪問を避けるなどの調整してもらいましょう。

▶ **正座による足のしびれについて**

　訪問中の足のしびれによる転倒については、あらかじめ学生に、細身の伸縮性がないズボンを着用すると下肢の血流が悪くなりしびれが引き起こされやすくなることを伝えます。実習中に着用予定の服装で家を訪問するような場面を設定した演習や実習オリエンテーションを行うなど、利用者宅での行動や動作を学生がイメージできるようにするなど工夫して、学生が主体的に心身の準備を整えられるようにしましょう。

▶ **熱中症について**

　また、学生は、水分を摂るために立ち止まっては訪問看護師に迷惑をかける、トイレに思う

ように行けないので水分摂取を控えるなどということがあります。実習オリエンテーションでは、学生に水分を持ち歩き訪問前後に水分を摂取すること、移動中に水分を購入できるように小銭を持ち歩くなど、ちょっとした工夫を具体的に伝えておくことも重要になります。

▶ 器材の物損・紛失について

　器材の物損や紛失については、利用者宅には各々が購入あるいは借用している医療機器や介護器材があります。使用用途が同じあっても機種が異なると操作方法や手順が変わります。高価な物ですから、学生が取り扱う場合は同行する訪問看護師の十分な説明と見守りが必要でしょう。

　筆者が大学教員をしているときに受け持った学生が、利用者が10年以上使用しているパルスオキシメータのセンサー部分を誤って破損してしまったことがありました。製造数が限られており、交換するのに10万円ほどかかりましたが、そのときは補償制度を活用し、無事に交換できました。このほかにも、補償制度は転倒して自転車を破損してしまったときや、更衣室のロッカーキーを紛失した際などにも対応しています。加入している場合には、実習施設にも学生にも、補償制度に加入していることを伝えておきましょう。

▶ 学生自身が考える

　学生自身に考えてもらうことも大切です。例えば、訪問中に足がしびれそうなときに我慢すると何が起こるでしょうか。転倒するかもしれませんし、次の訪問に遅れるかもしれません。学生が自分の行動の結果として何が起こるかを、そのことを防ぐためにどのように行動したらよいかを考えられるようにかかわることも重要です。

❷ 自転車での移動中の事故

　地域・在宅看護実習では、利用者宅を訪問するため、移動の機会が多くあります。都市部では自転車を使って移動することが多くあります。学生が自転車での移動中にどのような事故に遭っているか、通学中の事故を含め紹介します。日頃から自転車に乗る機会がある人は、以下の事例を読むと、同じ体験をした、あるいは似たような事故に遭遇した、事故になりそうだったなど、思い当たることがあるのではないでしょうか。筆者が大学教員をしているときに実習を終了した学生たちを対象にヒアリングを行った際にも、同じような体験をしている学生が多くいました。

① 対人賠償事故

- 自転車移動中にポケットから落ちそうになったスマートフォンに気をとられ、信号待ちをしていた自転車に衝突した。相手が倒れて骨折した。
- 自転車移動中に前の自転車を追い抜こうとして衝突した。相手が転倒して骨折した。
- 自転車で歩道を走行中に歩行者に衝突した。相手が骨折した。
- 自転車で坂道を下っていた際、前方の歩行者を避けようとしたが、雨で路面が濡れていたためスリップして転倒し衝突した。相手にけがをさせて後遺症を負わせてしまった。

② 対物賠償事故

- 自転車移動中にカゴに入れた荷物が落ちそうになりバランスを崩し転倒した。駐車中のタ

クシーに自転車が当たり、車に傷をつけてしまった。

- 自転車移動中に路上停車中のトラックを避けたところ、前方から来た車と衝突した。
- 駐輪していた自転車に荷物を載せようとしたところ、バランスを崩し自転車が倒れた。隣に駐輪していたバイクの一部を破損した。
- 自転車移動中に下り坂のカーブを曲がったところで停車中の車に衝突した。車のパーツが破損し車体に傷をつけてしまった。

③ 自転車事故の動向と対応

　内閣府の報告によると、主な欧米諸国の状態別交通事故死者数の構成率[7]でみると、日本は諸外国に比べて歩行中および自転車乗用中の割合が高くなっています。また、2022 年度の警視庁の報告[8]では、東京都内で発生した全交通事故件数のうち、自転車が関与した事故は46.0％と年々増加傾向にあります。さらに、死亡事故も発生しており、2022 年は都内で発生した交通事故による死者数の 2 割を、自転車が関与する事故が占めていました。自転車乗用中の死亡事故では頭部外傷が致命傷となっていることから、2023（令和 5）年 4 月から道路交通法の改正により、ヘルメットの着用が努力義務化されました。実習中に自転車移動をする際には、学生にもヘルメットを着用してもらうことによって致命傷となり得る頭部外傷を予防するといった安全対策を講じる必要があります。

　さらに、自転車乗車中の死者・重症者数のうち、対自動車の事故によるものが 8 割、対自動車の事故類型では、出会い頭の衝突が 5 割を占めます[9]。自転車側の要因をみると、安全不確認、信号無視、一時不停止、交差点安全進行義務違反といった法令違反を犯していることが報告されています[9]。

　自転車事故を起こさないためには、実習中の道路交通法の遵守はもちろんのこと、交通事故発生マップを見て交通事故が多発している場所を把握する、事業所内で訪問エリアの交通事情について確認し、商店街や学校周囲など人通りが多くなる場所を避けるなど、日頃から注意していることを職員同士であらためて共有するとよいでしょう。そして、目的地まで安全に移動するための経路を選択し、学生にも移動中に注意すべきことをあらかじめ伝えておくなどの配慮が必要と考えます。

④ 実習中に学生が体験した自転車移動に関する事故およびヒヤリ・ハット

　筆者が都内で大学教員として勤務していたときに、当時の学生たちに在宅看護実習中の自転車事故およびヒヤリ・ハットに関する調査[10]を行ったところ、表 1 のような事故およびヒヤリ・ハットが発生していました。事故やヒヤリ・ハットを体験した学生 7 名から聴取したヒヤリ・ハット事象は 13 件あり、学生が 1 人で複数のヒヤリ・ハット体験をしていることがわかりました。なお、これらの事故やヒヤリ・ハットを体験した学生 7 名の背景は表 2 のとおりです。

　これらの事例について要因を分析したところ、【焦りや心配】【過信】【訪問看護師に迷惑をかけたくない】という学生の心情がありました。このような心情となった背景として、【焦りや心配】では、「電動アシスト自転車で先導する訪問看護師を普通自転車に乗って追いかけるため、走行速度の違いに焦った」「訪問先が急に追加されて先を急ぐ訪問看護師を見て、タイ

表1 実習中の学生の自転車事故およびヒヤリ・ハットの事象内容と事象数

	事故およびヒヤリ・ハット事象の内容	事象数
事故	転倒し受傷した	1
ヒヤリ・ハット	歩行者・自転車・車に衝突・接触しそうになった	5
	信号・一時停止を無視して道路を横断した	3
	減速せずに坂道やカーブを走行した	2
	訪問看護師の自転車に軽微な衝突をした	1
	転倒しそうになった	1
	計	13

表2 事故やヒヤリ・ハットを体験した学生の背景

対象者の概要		1	2	3	4	5	6	7
日頃の自転車使用状況		毎日	不使用	時々	不使用	毎日	不使用	時々
発生時の状況	走行状況	訪問看護師の後を走行						
	訪問看護師の自転車	電動	電動	電動	電動	電動	電動	ふつう
	学生の自転車	ふつう	ふつう	ふつう	ふつう	ふつう	電動	ふつう
	自転車の所有元／用途	ST／学生用	ST／学生用	ST／学生用	大学／学生用	大学／学生用	ST／共用	ST／共用
	自転車の操作性	速度が遅い、操作に不慣れ						
	自転車の不具合	車輪空気不足	車輪空気不足、サドル不安定	ブレーキ利き悪い	車輪空気不足	車輪空気不足	なし	なし

※ ST ＝訪問看護ステーション

ムプレッシャーを感じて心理的に追い込まれた」「訪問看護師を見失う心配があった」といった、自転車の性能の違いや急な予定変更への焦り、先導する訪問看護師を見失うと道に迷ってしまうという心配を抱えていました。【過信】では、「自転車のサドルの固定が不安定だけど、走行できるから大丈夫だろう」や「自転車のタイヤの空気圧が不足しているが、とりあえず乗れるから大丈夫だろう」といった、自転車走行中のリスクを低く見積もっていました。さらに【訪問看護師に迷惑をかけたくない】では、忙しそうな訪問看護師の姿を見て手を煩わせたくないという思いから、自転車の不具合を相談しない、走行速度を遅くしてほしいといった相談がしにくいといった思いから、不安全な行動をとらざる得ない状況がありました。

　電動自転車は、走行時のペダルの負荷を軽減する機能がついており、疲労感は普通自転車に比べて半分以下といわれています。学生が若くて体力があるように見えても、電動自転車と普通自転車での走行では、体力だけでなく心理的なプレッシャーが発生しているということを、教員や実習にかかわる職員全員が認識しておく必要があると考えます。学生の安全を確保するためにも、実習施設に学生用の自転車がない場合は、教育機関が電動自転車のレンタルをして

実習施設に配送するなどし、実習環境を整えていく必要があります。

▌3 実習中におけるインシデント・アクシデント発生時の対応

　インシデントは学生の行為による対象への影響はあったが有害ではないと判断される出来事、アクシデントは学生の行為が対象に有害な影響を与えた出来事をいいます。地域・在宅看護実習では、学生は実習施設の外にいる機会が多いので、インシデントやアクシデントが発生したときには、同行している看護師が対応することになります。そのため、教員と実習指導者は事前に打ち合わせを行い、過去に起こった出来事や今回の実習で起こりそうな事象を話し合い、インシデント・アクシデントの予防策と発生時の対応を決めておくことが望ましいです。

　そして、実習中にインシデント・アクシデントが発生した際には、対象および学生の安全を確保し、その後、出来事を振り返ることによって、今後の再発防止に努めるとともに、学生やかかわる教員、実習指導者の成長の機会としていくことが重要になります。

１ 学生の対応

　学生は、発生したインシデント・アクシデントによって起こった危険な出来事を実習指導者に伝え、実習指導者の監督・指示のもと必要な対処を行います。それらの対処が終了した後に実習担当教員に報告します。そして、インシデント・アクシデントの発生要因を探り、今後の予防策を検討するため、実習要項に掲載されている「インシデント・アクシデント報告書」、または「出来事報告書」といった記録用紙を活用して、発生時の状況、いつ、どこで、どのように発生したか、なぜ発生したかを記載し要因の分析を行います。要因分析は、学生自身の行動にのみ着目するのではなく、学生を取り巻く状況、かかわった人を含めた分析をして、要因に対応した予防策を考えることが重要です。教育機関のインシデント・アクシデント発生時の

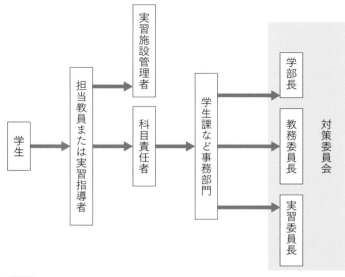

図 1 インシデント・アクシデント発生時の対応フロー例

対応フロー（図1）に沿って報告書を提出し、実習中の安全管理対策に活かします。

② 実習指導者の対応

　実習指導者は、学生が引き起こしたインシデント・アクシデントについて、対象への影響を判断し必要な処置を行います。また、学生の状況を確認し、学生の安全を確保します。そして、施設内のインシデント・アクシデント対応フローに応じて訪問看護ステーションの管理者等へ報告をします。実習指導者は、インシデント・アクシデントを起こした学生の様子について、教員と連絡を取り合います。

③ 教員の対応と役割

　教員は、学生からインシデント・アクシデント発生について報告を受けます。発生経過、対象の状態、行った処置、学生の心情を聞き取り、報告してくれたことを労い、肯定的な声かけをします。学生がけがをした、体調不良という場合は実習を中断させて、医療機関を受診させます。受診時には、実習の継続が可能か医師の意見を聞くように学生に伝え、受診後の報告を待ちます。実習担当教員は、科目責任者へ報告、科目責任者は学部長や実習委員長など、所属教育機関のインシデント・アクシデント対応フローに沿って報告をします。

　また、教員の役割は、学生の安全を確保し、学生が安心して学習を継続できるようにすることです。インシデント・アクシデント発生時には、学生から発生状況を聞き取りますが、追い詰めないように最大限配慮します。教員は、学生が置かれていた状況、かかわる人々との関係、説明をどのように受けたか、どのように行動したか、何を考えたかなど、出来事の背後にある要因を探っていきます。インシデント・アクシデントの発生要因を探ることは、実習環境を振り返る機会となります。発生要因を真摯に受け止めて、教員および実習指導者の教育力の向上へとつなげていきましょう。

　実習指導経験が浅い新任教員は、実習中に発生した出来事への対応について戸惑うことが多いのではないでしょうか。地域・在宅看護実習の特徴として、実習場所が固定されていないということがあります。学生は常に訪問看護師らに同行し、利用者宅を訪問中であったり利用者宅への移動中であったりします。一方で教員は、複数の実習施設を巡回（ラウンド）しながら学生への実習指導を行っています。そのため、出来事発生時にタイムリーに現場に行って直接学生の対応をすることは困難です。しかし、教員は、学生を守る立場にあります。どのような出来事が発生しても、第一に優先すべきことは学生の安否確認とその対応です。学生の健康状態によっては、医療機関の受診が必要になることがあります。その場合は、学生が医療機関を受診できるように実習指導者と連絡を取り合い、受診のための調整を行います。そして、科目責任者の教員に出来事発生状況及び学生の状態を報告します。

　さらに、出来事発生状況と背後要因を把握するために、学生に同行していた訪問看護師と学生の双方から情報を収集し、事実を確認します。その際に、実習指導者や実習施設の管理者から出来事の発生に関する情報に付随して、学生に対する「学生の実習態度が悪い」「学生のやる気が見られない」など否定的な言動が聞かれることがあります。教員は、学生がどのような行動をして、どのようは発言をしたのか、実習指導者がどのように感じたかを聞き取ります。教員は出来事が発生した現場には居合わせていないため、連絡した人が報告する内容によっ

て、出来事に関する見方が偏る可能性があります。

　教員は、学生を守る立場であることを頭に入れて、事実を聞き取りましょう。そして、聞き取った内容から、出来事発生状況と背後要因について、実習科目責任者の教員に報告します。実習担当教員は、実習科目責任者の教員と、学生に今後どのように対応すべきか、教育機関としての対応を明確にしておきましょう。

　また教員は、発生した出来事の要因と教育機関としての対応について、実習指導者や実習施設の管理者と情報共有をします。教員は、学生が不利にならないように、学生が出来事から学びを得て成長していけるように、教育機関と実習指導者や実習施設の管理者が情報を共有し連携して教育的なかかわりができるように、環境を整えていきましょう。

■4 実習中のインシデント事例と学生の心情について

　学生は初学者ゆえにリスクを判断する能力が未熟で、リスクを低く見積り、これくらい大丈夫だろうと過信する傾向があります。実習中は訪問看護師の手を煩わせたくないと思い遠慮して相談できない、実習指導者と学生という立場から権威勾配を感じて言い出せない学生もいます。また、これをしなくては実習の単位がとれないのではないか、評価が下がるのではないかといった焦燥感を抱いていることもあります。そのような学生の心情が要因となって、ヒューマンエラーが発生することがあります。そのような学生の特徴を表した事例をいくつか紹介します。

① 学生 A さん：フィジカルアセスメント中に利用者が転倒しそうになった

　学生 A さんは、実習 3 日目に高齢夫婦宅を訪問看護師と訪問しました。利用者夫妻は共に訪問看護を利用していたため、訪問時は 2 人の健康観察とケアの見学を行うことになっていました。A さんは実習 3 日目でしたが、この利用者宅を訪問するのは初めてでした。

　同行した訪問看護師が妻のバイタルサインを測定している間に、A さんは夫のバイタルサインを測定しました。その後 A さんは、夫の足の動きを観察するため、自分が床に座った状態で足を前に出し足関節の背屈・底屈をして見せて、「このように動かせますか」と尋ねたところ、夫が椅子から立ち上がり、ふらつきながら床に着座しました。訪問看護師は、妻のバイタルサインの測定を行っており、A さんと夫に背を向けていました。訪問看護師が振り向くと、床に着座した夫の姿を見て転倒したと思い、A さんから状況を聞き、夫にけががないことを確認しました。

　A さんはこれまで、基礎看護学実習と老年看護学実習では受け持ち患者のバイタルサイン測定やフィジカルアセスメントを実施していました。訪問看護ステーションの実習では、毎回異なる利用者に訪問していましたが、実習 3 日目を迎えて基礎看護学実習や老年看護学実習で経験したバイタルサイン測定やフィジカルアセスメントを行いたい、利用者の健康状態を知りたいと考えました。また、見学だけでは実習目標を達成できないのではないか、何かしらの看護技術を実施しなくてはいった気持ちの焦りがありました。

　そこで、初めて訪問した利用者宅で夫の足関節のフィジカルアセスメントを行おうと考えました。しかし、A さんが床に着座して足首を動かす様子を見て、夫が立ち上がり自分と同じ姿

勢になって足首を動かすとは思っていませんでした。

　Aさんはフィジカルアセスメントを行うときは、利用者の安全を考えて「椅子に座ったままでよいので」と説明をすべきだったと振り返りました。また、安全にフィジカルアセスメントを行うためにも、自分が行おうとするフィジカルアセスメントの方法を事前に同行の訪問看護師に相談をして、実施するときには利用者の状態を知っている看護師に状態を一緒に見てもらう必要があることを理解しました。

② 学生Bさん：潔癖症と誤解された

　学生Bさんは実習初日、実習施設へ向かう途中で豪雨に遭いズボンの裾を濡らしてしまいました。しかし着替えを持っていなかったため、そのまま訪問看護師が運転する車に同乗し利用者宅を訪問しました。Bさんは利用者宅に上がって座るときに、床を濡らすまいと思い、持参したタオルを床に敷いてその上に座りました。すると、同行した訪問看護師が後日、「あの学生は潔癖症ですか」と教員に相談してきたということがありました。

　教員はBさんに「訪問看護師が潔癖症ではないか、アレルギーがあるのではないかと心配していたよ」と伝えました。Bさんは、「実習施設に向かうときに豪雨に遭って、ズボンの裾を濡らしてしまいました。そのため、利用者の家の床を濡らさないようにタオルを敷いて座ったのでそのことでしょうか」と答えました。

　しばらくしてBさんは「ズボンの裾が濡れていることを誰にも伝えずにタオルを敷いたので、利用者や利用者の家族も家が汚いからタオルを敷いて座ったと誤解したかもしれない」と述べ、自分の行動が相手にどのように映るかまで、考えが至らなかったことを振り返りました。Bさんは「タオルを敷く前に、『雨でズボンが濡れてしまって床を濡らしてしまうと申し訳ないのでタオルを使わせてください』と説明すればよかった」、また、「訪問に行く前に同行の看護師に事情を説明して、着替えを借りるなどの対応ができればよかった」など、自分の行動を振り返ることができました。Bさんは実習初日から訪問看護師の手を煩わせては申し訳ないと思い、ズボンが濡れていたことを訪問看護師に相談していませんでした。

③ 学生Cさん：訪問看護はもう利用しなくても大丈夫ですね

　学生Cさんは、人工膀胱を造設して自宅で暮らす利用者を訪問しました。Cさんは2回目の訪問の際に、利用者が人工膀胱の管理ができていると思い、「自分でケアができているので、訪問看護はもう利用しなくても大丈夫ですね」と発言しました。すると利用者の表情が曇り、不安そうな表情になりました。しかしCさんは気がつかず、同行した看護師が教員に「利用者さんが不安そうな表情をしていた」と報告しました。

　教員は、カンファレンスのために実習先を巡回していたので、Cさんに今日の訪問ではどのような話をしたかと尋ねました。Cさんは、「利用者が人工膀胱のセルフケアができていました。日常生活も問題なく送られているので、訪問看護はもう不要ではないかと思いました。訪問看護の利用をやめれば経済的な負担が減るので、生活にゆとりが生まれると思います」と答えました。教員はCさんの発言が、利用者の経済負担を考えてのものであったこと、利用者の療養生活を支えるうえで経済状況を把握するという視点がもてたことは褒めて認めました。しかし、なぜ利用者が訪問看護を利用しているかをあらためて学生に問いました。

　Ｃさんはこの利用者が訪問看護を利用している理由について、セルフケアの支援という、自身が見学した事実については理解していましたが、膀胱内に浮遊物が溜まりやすいため蓄尿バッグの尿の性状を観察する、感染などの異常が発生していないかを確認する、異常発生時には医師へ連絡し点滴などの治療を行うなど、自身が同行していないときにどのような出来事が起こり、どのような対応が必要になるかまでは理解できていませんでした。教員は、訪問したときの健康状態が続くように利用者を見守ること、異常を予防することも訪問看護の役目であることを説明しました。Ｃさんは、訪問看護は現在の健康状態や生活を維持するために必要なものであるということを理解することができました。

④ 学生の心情と教員・実習指導者に求められる対応

▶ ①学生の心情と教員の対応

　ＡさんもＣさんも、利用者の健康状態を正確には理解できていませんでした。そのため、訪問看護の必要性や看護の留意点に関する理解が追いつかず、利用者の生活上のリスクを低く見積もっていました。Ａさんは、実習目標を達成しなければならないという焦燥感があり、Ｃさんは訪問看護を終了したほうが経済的にゆとりができるという自分の価値観があり、利用者の立場ではなく自分の立場を優先した行動をとっていました。

　同行訪問をして見学できる内容には限界があります。学生が、状態が安定しているように見える利用者について、どのようなリスクがあるかを推論できるようになるには、実習指導者が同行訪問だけでは見えない部分を言葉で説明する必要があります。また、提供した看護の意味を学生に尋ねてみることで、学生の考える力、理解する力を伸ばしていくことができるのではないでしょうか。そのようなやりとりをとおして、学生は見学からの気づきを得て、そこで思考したことを言葉にする力が育っていくのだと考えます。

　Ｂさんも、濡れたズボンを履いて実習することのリスクを低く見積り、これくらいなら大丈夫だろうという過信があったといえます。また、訪問看護師の手を煩わせてはいけないと思いズボンが濡れていることを相談しませんでした。学生は、実習指導者である訪問看護師が業務をしている姿を見て、忙しそうだ、こんなことで相談しては迷惑をかけるなど遠慮をする傾向があります。学生が実習指導者になかなか言い出せないのは権威勾配によるものと考えられますが、自分が言わない、伝えないことによって利用者に不利益が生じるのは、本末転倒です。

　教員は学生に、実習目標などとしてあげられる「療養者や家族の価値観を尊重した態度がとれる」「療養者・家族の安全・安楽に配慮した行動がとれる」「支援チームの一員として、スタッフへの報告・連絡・相談ができる」などを第一義に考える必要があることをしっかりと伝え、自身の行動が利用者に不利益を与える可能性もあるため、考えていることや困っていることがあれば、実習指導者に報告・連絡・相談をするように、実習オリエンテーションの際に伝えておくことが重要です。

▶ ②実習指導者の対応

　学生の実習指導を担当する実習指導者や訪問看護師からは、学生とどのようにコミュニケーションをとったらよいかわからない、どのように注意してよいのかわからないなどという声を聞くことがあります。今回のＢさん、Ｃさんの事例は、ともに訪問看護師から教員に報告が

あったので、教員が学生になぜそうしたのか、学生が行動に至る理由を聴取しましたが、学生の知識不足があったとしても、まずは労いや肯定的な声かけを学生にするとよいでしょう。学生は、ヒヤリ・ハットを体験し動揺していたり、恐怖感を抱いていることがあるため、はじめに安心できる環境を整えて、学生の意見を聞きます。そして、この点を注意できればよかったですね、でも利用者の視点に立って考えられたところは素晴らしいですなどと、肯定した後に課題について話し、その後さらに肯定的な内容を話しフィードバックします。そうすることで、学生は自分が否定されたのではない、理解が不足していた、配慮が不足していた、次からこうしようと、行動変容への動機づけができるようになります。

　本来は、実習指導者が気づいたときにタイムリーにフィードバックを行うことが理想だと思います。時間が経ってから、その場にいなかった教員から指摘されることは、なぜ今なのかなど猜疑心が生まれることがあるからです。Cさんの場合も、その場で「なぜそのように考えるの？」と尋ねることがあれば、利用者の健康状態に関する理解が不足していることがわかり、説明を加えることで、Cさんが利用者の健康状態をより深く理解することが可能になったと考えます。

　実習の主役は学生です。学生に向き合うことによって、あらためて気づかされることもたくさんあります。実習終了後の学生の感想では、「急性期の患者が多い病院と違い、相談しやすかった」「学生ではあるが、利用者が家族のように温かく迎え入れてくれた」「利用者の生活にあわせた医療が提供されていた」「家はその人の生活の歴史が刻まれていて、利用者の個性を知ることができる場だった」などの声が聞かれています。

　学生たちは、実習中などに考えたことがすぐに言葉にならないことがあります。学内でのカンファレンスやレポート作成をとおして、学習したことが言葉となって表現されることも多くあります。学生が実習をとおして何を、どのように学習したのか、教育機関が開催している実習報告会などがあれば、実習指導者や同行した訪問看護師も参加して、学生の学びを知ってほしいと思います。実習で学生と向き合うことは、看護の素晴らしさを再認識できる機会にもなります。学生とのかかわりを特別視するのではなく、看護をする仲間として、同じ立場の人として迎え入れてほしいと考えています。

Ⅱ 学生へのハラスメントについて

　学生に対するハラスメントについても留意する必要があります。

　学生たちとSNSは切っても切り離せない生活に密着したツールになっています。以前は、学生氏名が書かれた名札をつけて実習をしていましたが、なかには、学生氏名をインターネットで検索して連絡をとろうとする人もいるため、学生の個人情報保護の観点から、名札やユニフォームへの氏名の記載をやめる教育機関も多くなっています。また、学生には、SNSの利

用と学生自身の個人情報の管理を適切に行うように説明をする必要があります。

　同行訪問では、学生と実習指導者の 2 名が一緒に自転車あるいは自動車で移動する機会が多くあります。最近の学生たちは怒られる・注意されるということに不慣れです。ある学生がその日に使用する自転車がないため、どの自転車を使用すればよいか実習指導者に尋ねていたところ、「準備が遅い。出発できないじゃない。あなたのために看護師になった訳ではない」と言われてしまいました。学生は昼休みに涙が止まらなくなって、トイレで泣いていたところを他の看護師に見られて、その看護師から教員に学生が情緒不安定のようですと連絡がありました。学内で学生から話を聞くと、学生は「私が悪いので、ステーションには言わないでください」と答えました。しかし、次の実習もあるので訪問看護ステーションの管理者に相談し、管理者はその事実を確認してくれました。そして、結果、実習指導体制が整うまで他の訪問看護ステーションで実習をしてほしいという申し出がありました。

　初学者である学生との同行は、訪問看護師には業務上の負担になるかもしれません。そのようなときは管理者に業務上の負担が大きいことを伝えて、調整するようにしてください。また、実習中に学生の異変に気づいたときには、教員と実習指導者とが連絡を取り合う、学生との面談、あるいは実習アンケートをとおして学生が相談しやすい環境を整えていくことも、実習に関与する者の役割だと考えます。

III　災害発生時の対応

　自然災害はいつ発生するか、予測困難なことが多くあります。台風や暴風雨などは天気予報によってある程度予測はできますし、洪水や土砂崩れなど地域別に作成されている災害発生リスクマップを見ることで、どこでどのような災害が起こる可能性があるかは把握できます。しかし、それがいつ、どの地点で、どの範囲に発生するかなど、細かな予測は不可能です。

　地域・在宅看護実習では、実習する地域が広範囲に及ぶことが多いため、災害が発生した場合の被災状況は地域ごとに異なることが予測されます。悪天候による通学困難が予測される場合は、あらかじめ実習を中止するなどの判断ができますが、実習中に地震が起こり公共交通手段が利用できず帰宅が困難になる可能性もあります。実習中に被災した場合は、実習施設の職員に相談し安全な場所へ避難する、帰宅困難にならないように対応してもらうことが望ましいと考えています。

　災害発生時の対応フローを作成している教育機関も多いと思います（図 2）。基本的にはそのフローに沿った対応を行います。また、教育機関によっては、安否確認システムを導入して学生の安否を確認できるように整備しているところもあります。システムを導入していない教育機関であっても、タイムリーに学生の安否を確認できるように、連絡網や連絡ツールを用意することをお勧めします。

登下校中	・学生が自分の安全を確保する。 ・徒歩、自転車走行中、公共交通機関乗車中など、自分が置かれている状況により安全確保の方法を選択する。	・学生が自分の場所を見極め、安全を確保しながら帰宅可能か判断をする。 ・帰宅が困難な場合は、最寄りの避難場所に避難する。	・帰宅もしくは避難後、学内の安否確認システムにて、自身の状況を報告する。
実習中	・実習先の災害対応手順に従い、自身の安全を確保する。	・実習先の指導担当者の指示に従い避難する。 ・実習指導者が実習を継続することが困難と判断した場合は、帰宅もしくは安全な場所に避難する。	・担当教員に自身の安否について報告する。

図2　災害発生時の対応フロー（例：震度6弱以上の地震発生時）

Ⅳ　感染症発生時の対応

　新型コロナウイルスの流行当初は、看護学生のうち1人でも感染者が出ると、接触した人のPCR検査を行い、一定期間出校を停止するなど厳格な対応が求められました。今後もこのような感染症の流行がないとも限りません。以下に、新型コロナウイルス感染症を含む感染症発生時の対応を説明します。

　学生は入学時に、小児感染症の抗体価や肝炎に関する検査を受けます。抗体価が低い場合には、ワクチン接種を推奨しています。インフルエンザワクチン、新型コロナウイルスのワクチン接種も推奨していますが、体調によっては接種ができない学生もいます。学生には、体調管理として体温計測、症状の有無を申告したうえで実習に臨むように説明しています。

　感染症が発生したときは、教育機関の健康管理室や危機管理室へ報告し、保健所に報告するなど各教育機関の連絡フローに沿って対応します。実習中に発症した場合は、学生は医療機関を受診し、体調回復を優先させます。学生の体調については、感染症でも他の疾患であっても、実習継続が可能なのかどうか、医師の意見書を提出してもらうことなどが重要です。

　感染症の場合は、接触した職員や利用者の健康観察が必要になります。結核などであれば、保健所の指示に従って定期的な検査が必要な場合もあります。他機関と連携しながら学生および周囲の人々の健康観察を行いましょう。

V　実習中の事故と補償制度

 補償制度

　教育機関では、学生の学校生活中の事故に備えて、看護・福祉系の学生を対象とした総合補償制度「Will」や、「学生教育研究災害保険（学研災）」「学研災付帯賠償責任保険（学研賠）」などに加入するところが増えています。

　補償制度「Will」では、学生自身がけがをした（傷害保険）、第三者にけがをさせた、あるいは第三者の物を壊した（賠償責任保険、示談交渉サービスあり）、感染症に罹患した（共済制度で対応）というケースに対応しています。コロナ禍で実習直後に学生が陽性と診断されたという事例では、実習中に接触した対象者および訪問看護ステーションに二次感染の危険が生じたため、実習施設の職員および訪問先の対象者全員が PCR 検査を受けました。「Will」では、罹患した学生への補償および検査代（12 名分）、交通費、お詫び費用が支払われました。

2　学生の学業に影響が出ないように

　地域・在宅看護実習中に発生した学生の事故の例としては、p.177〜179 で紹介した「実習中に発生した事故」などがありますが、これらは、教員も実習指導者も多かれ少なかれ、類似の出来事に遭遇したことがあるのではないでしょうか。補償制度はこれらに対応するものです。万が一、事故が起こった際の賠償負担が学生の学業継続に影響がないように、補償制度に加入しておくことが望ましいと考えます。

VI　まとめ

　本章では、学生のインシデント・アクシンデント事例を紹介し、その要因として学生が陥りやすい心情（リスクを低く見積もる、過信、焦燥感、権威勾配による遠慮など）を説明しました。学生が陥りやすい心情に留意しながらも、学生が自ら課題を解決していく力、利用者の不利益を避ける行動を選択できるようにかかわることが、実習指導者や教員の重要な役割です。

　また、ハラスメント、災害、感染症については、いずれも生命に関係する重要な課題です。

日頃から有事に備えておくことが実習環境の安全確保につながります。地域・在宅看護実習では、医療機関での実習とは異なるさまざまなリスクが存在しています。よって、発生した出来事の要因を掘り下げて、対応マニュアルなどを定期的に点検していくことも重要だと考えます。地域・在宅看護実習の面白さや魅力を学生に知ってもらえるように、また、地域・在宅看護実習が効果的かつ安全に行われるように、実習指導者および教育機関の教員がともに連携していくことが大切です。

Q&A 学生に訪問看護を見学してもらいましたが、看護の内容がうまく伝わりません。どうしたらよいでしょうか？

Q. 大学の3年生が実習に来ました。当訪問看護ステーションは、精神科の治療を受けている利用者さんを多く訪問しています。学生は精神看護学実習の経験がない状況でした。アパートで暮らす精神疾患をもつ利用者を訪問した後に訪問看護ステーションに戻ると、教員が巡回に来ていました。教員は学生にどのような人を訪問したかを尋ねていました。すると学生は、「訪問看護師さんは、食事しているか寝ているかを聞いて、その他は世間話をしていました」と答えていました。せっかく同行訪問してもらったのですが、利用者への関心も薄いようでガッカリしました…。

A. 学生の学習背景を踏まえて病気による生活障がいを具体的に説明しましょう。

精神看護学実習を終えていない学生が実習に来て、対応に困ったのですね。

旧カリキュラムでは、在宅看護実習は長い間、統合科目としてすべての実習が終了した後や最終学年に実習が行われていました。

しかし現在では、カリキュラムの改定により、地域・在宅看護実習は基礎看護学実習の次の段階で行う領域別実習と同等の扱いになりました。そのため、精神看護学実習や小児看護学実習、成人看護学実習を未履修の状態で地域・在宅看護実習を履修する学生が増えています。つまり、地域で暮らすことを当然とした地域・在宅看護の実践を知った後に、各領域の急性期・慢性期の看護を学習することで、どのように地域での健康な暮らしを維持・向上させるかを考えることができる看護師の育成が求められているともいえます。

このように、今後は、さまざまな学習背景をもつ学生に対して地域・在宅看護実習を行うことになります。そこで課題になるのが、学生は精神看護学概論や援助論を学んでいたとしても、実際の精神障がい者の看護を体験していないということです。地域・在宅看護実習で精神障がいがある人を30分程度訪問したとしても、目の前にいる人がどのような病気で、治療によって病状がどのように変化して今があるのか、精神障がいによる生活への影響はどのようなものかなど、利用者が置かれている状

態を多面的に理解することは少々ハードルが高いでしょう。けがや身体障がいであれば、視覚的に痛そう、動かないから不便そうなどと感じられますが、内部障がいは目に見えないため、その障がいを理解することはより困難になります。

　綺麗な部屋とはいえないが何とか自分で生活できているようだと学生が思ったとしたら、看護師との会話も単なる日常会話にしか聞こえません。例えばですが、幻聴や幻覚があるという場合には、目の前にいないはずの人がいる、お風呂に入ってもトイレに入ってもいつも見られている、誰かに耳元で「お前なんて死んでしまえ」と言われている、夜中になると幻聴が大きく聞こえるため、その声の主を追い払おうとして壁を叩き近隣から苦情が絶えないなど、利用者が抱える病気による生活課題を噛み砕いて説明をする必要があるでしょう。

　訪問看護師は、ただ単に生活を支援するのではありません。利用者が薬を飲めているか、薬効はどうか、幻覚・幻聴による生活への支障はないか、前回訪問したときと家の中の様子に変化はないかなど、観察して病状変化を捉えているのです。学生は、具体的に言葉で説明されないと、何を観察しているか読み取れません。看護師が何と声をかけているか、それはなぜか、生活の様子について何を観察しているのか、その意味を読み取れるようになると、地域・在宅看護の面白さがわかり関心が生まれ、学生の学習意欲も高まるといえます。学生の学習背景を考慮した声かけを工夫してみてはどうでしょうか。

引用文献

1) 文部科学省 大学における看護系人材養成の在り方に関する検討会：大学における看護系人材養成の在り方に関する検討会 第二次報告：看護学実習ガイドライン．令和 2 年（2020 年）3 月 30 日．https://www.mext.go.jp/content/20200330-mxt_igaku-000006272_1.pdf（閲覧日 2023 年 7 月 25 日）

2) 土屋八千代：学生の実習中の事故とその対策に見る看護教員の役割．看護教育，35（7）：495-500，1994．

3) 布施淳子：臨地実習における看護学生のヒヤリハット発生過程から分析した実態と発生要因．日本看護管理学会誌，8（2）：37-47，2005．

4) 古村沙織，松本智晴，前田ひとみ：臨地実習における看護学生の失敗に対する看護教員のかかわりとリスク感性との関係．日本看護学教育学会誌，31（2）：1-26，2021．

5) 伊豆麻子，久保田美雪，内藤守他：臨地実習と医療安全教育―学生が捉える臨地実習での事故およびヒヤリ・ハット―．新潟青陵学会誌，1（1）：61-70，2009．

6) 総合補償制度「Will」事故例 学生用 2023 年度版．https://www.medic-office.co.jp/will/brochure/archives/2023/accident_student/（閲覧日 2023 年 7 月 7 日）

7) 内閣府：令和 3 年版 交通安全白書．pp.16-25，2021．https://www8.cao.go.jp/koutu/taisaku/r03kou_haku/pdf/zenbun/f-2.pdf（閲覧日 2023 年 7 月 7 日）

8) 警視庁ホームページ：都内自転車の交通事故発生状況，令和 4 年中．https://www.keishicho.metro.tokyo.lg.jp/about_mpd/jokyo_tokei/tokei_jokyo/bicycle.files/001_04.pdf（閲覧日 2023 年 7 月 7 日）

9) 警視庁ホームページ：自転車乗用中死亡事故の特徴（2022 年 12 月末）．https://www.keishicho.

metro.tokyo.lg.jp/about_mpd/jokyo_tokei/tokei_jokyo/bicycle.files/003_04.pdf（閲覧日 2023 年 7 月 7 日）

10）其田貴美枝，尾﨑章子，西崎未和他：在宅看護学実習中の自転車事故およびヒヤリ・ハット事象に関する研究．第 20 回日本在宅ケア学会学術集会抄録集，p.102，2015.

索　引

監修・編集・執筆者一覧

監　修 ────────────────────────────
　一般社団法人全国訪問看護事業協会

編　集 ────────────────────────────
　尾﨑　章子（おざき・あきこ）
　　東北大学大学院医学系研究科教授

執　筆（五十音順） ───────────────────
　大沼　由香（おおぬま・ゆか）▶ 第5章
　　岩手保健医療大学看護学部教授

　尾﨑　章子（おざき・あきこ）▶ 第1章
　　東北大学大学院医学系研究科教授

　角田　直枝（かくた・なおえ）▶ 第6章Ⅰ・Ⅲ
　　常磐大学看護学部教授

　片山　陽子（かたやま・ようこ）▶ コラム：「地域健康サポーター実習」について
　　香川県立保健医療大学保健医療学部看護学科教授

　河野あゆみ（こうの・あゆみ）▶ 第3章
　　大阪公立大学看護学部地域包括ケア科学分野教授

　其田貴美枝（そのた・きみえ）▶ 第7章
　　公益社団法人青森県看護協会青森県訪問看護総合支援センターセンター長

　髙砂　裕子（たかすな・ひろこ）▶ 第4章
　　南区医師会訪問看護ステーション／一般社団法人全国訪問看護事業協会副会長

　田村麻里子（たむら・まりこ）▶ 第6章Ⅱ
　　常磐大学看護学部講師

　中村　順子（なかむら・よりこ）▶ 第2章
　　NPO法人ホームホスピス秋田理事長／ホームホスピス秋田訪問看護ステーション管理者

　細川　満子（ほそかわ・みつこ）▶ コラム：新設科目の地域包括ケア実習について
　　東京情報大学看護学部教授

実習指導者・教員のための 地域・在宅看護実習指導ガイドブック

2023 年 9 月 1 日　発行

監　修　一般社団法人全国訪問看護事業協会
編　集　尾﨑章子
発行者　荘村明彦
発行所　中央法規出版株式会社
　　　　〒 110-0016　東京都台東区台東 3-29-1　中央法規ビル
　　　　TEL 03-6387-3196
　　　　https://www.chuohoki.co.jp/

装幀・本文デザイン・印刷・製本　　日本ハイコム株式会社

ISBN　978-4-8058-8938-1
落丁本・乱丁本はお取り替えいたします
定価はカバーに表示してあります